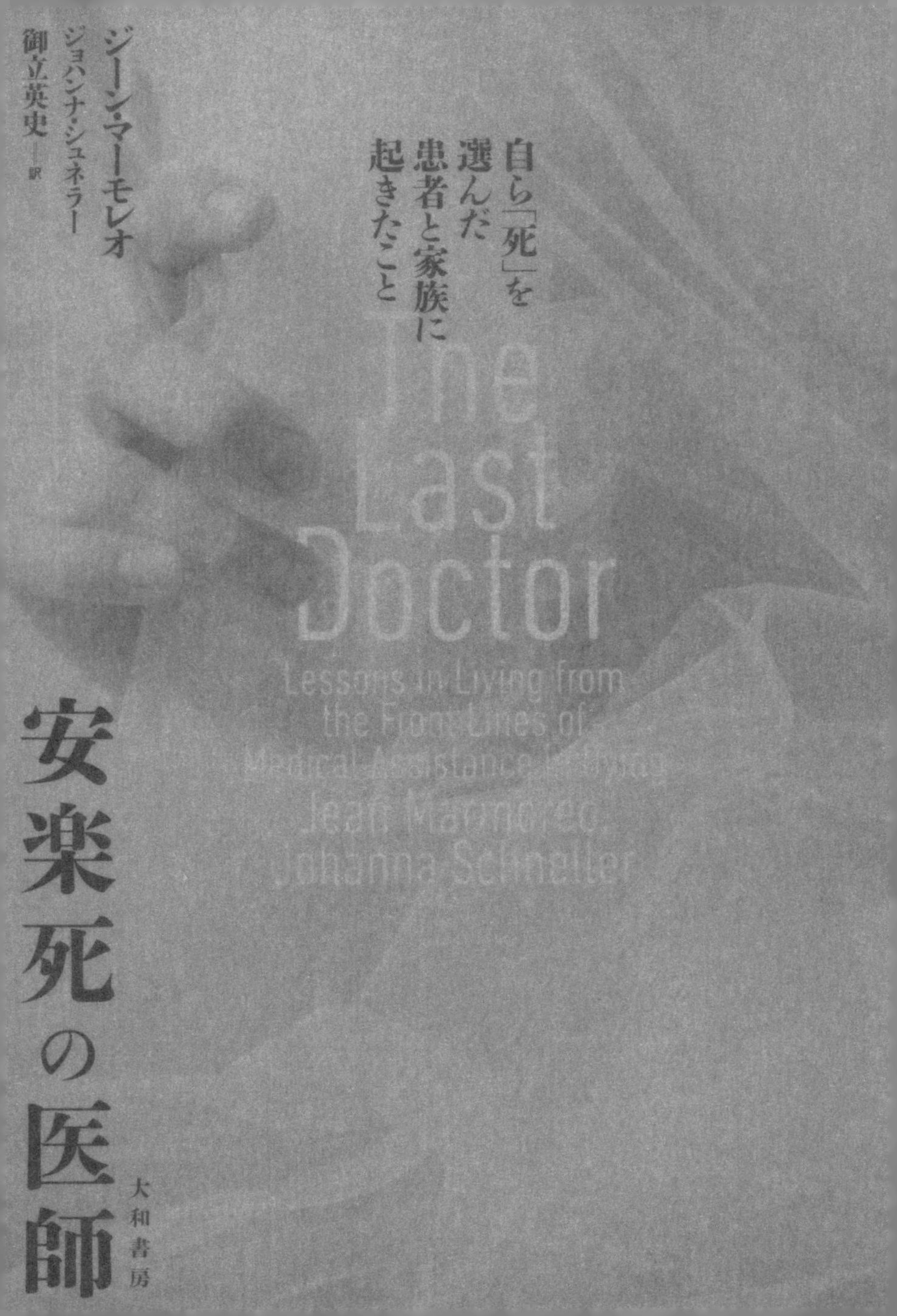

自ら「死」を選んだ患者と家族に起きたこと

The Last Doctor
Lessons in Living from the Front Lines of Medical Assistance in Dying
Jean Marmoreo
Johanna Schneller

ジーン・マーモレオ
ジョハンナ・シュネラー
御立英史――訳

安楽死の医師

大和書房

ヨランダ・マーティンズに捧ぐ

尊厳ある死を求めた、あなたの強さとやさしさが、
わたしを心の旅路に導き、この本を書かせてくれた。

安楽死の医師　目次

プロローグ　ヨランダが逝く朝　011

第1章　「死に方」を自分で選ぶ時代

「死の介助」が合法になった日　017
死を願う患者の声　018
病院で緩和ケアを学ぶ　023
在宅と施設で緩和ケアを学ぶ　031
訪問看護師と家族による介護　034
はじめての「医療介助死」に立ち会う　039

第2章　ジョー

ルー・ゲーリッグ病、またの名をＡＬＳ　043
「悲しむんじゃなくて手を貸してくれ」　046

手探りの準備 051
明るい部屋での別れ 056
ヒポクラテスの誓い 062

第3章 アイリーン

患者が死の介助を求める理由 065
家族に愛を注いだアーティスト 067
死の決意と逡巡 070
最後の水彩画 075
消えない不安 079

第4章 アシュリー

二八歳の決断 081
難病と性自認に苦しむ 084
本当の自分の姿で 089
患者の希望に寄り添うための努力 095
死にゆく人に寄せる家族の思い 097
人生を取り戻す医療介助死 100

第5章 緩和ケアと医療介助死

独学プログラムの無念の延長 104
理想的なホスピス 106
わたしが看護師から医師に転身した理由 112
孤独な寝たきり状態を避けたい 120
本当に選択肢はないのか 122

第6章 シーラ

言葉を失いかけていた女性 125
忍び寄る認知能力の衰え 129
認知能力の低下と医療介助死 134
自分が自分でなくなったら 138
たとえ時間を戻せても 140

第7章 ソー

屈強な男の決断 144
自死と医療介助死 148

却下するしかなかった申請　151
医師たちのサポートグループ　159
「予見できる自然死」と「耐えられない苦痛」　166
思いがけない展開　169

第8章 トム

病気とは別の苦痛　174
手術に次ぐ手術　178
車椅子の恋　181
「もちろん生きていたいさ」　184
責任の範囲を超える提案　189
失敗に次ぐ失敗　192
訪問ヘルパーが唱えた異議　200
死因はわたしたち全員にある　204

第9章 ヨランダ――死ぬ決意

一〇〇万人に一人の病　208

自分が何者であるかは自分が決める 212
病気というフルタイムの仕事 217
さよならを言う時が来た 221

第10章 死を介助する医師の苦悩

仲間たちが集まる場所へ 225
理想と現実のギャップ 228
ハイリスク医療 236
壊れかけている自分に気づく 241
よみがえった三つの記憶 244
「バックパッキングの女王」 246
わたしを支えてくれるもの 250

第11章 ヨランダ――彼女が望んだ死

「残された時間は、生きるためだけに使いたい」 257
「死ぬときぐらいゆっくりさせて」 260
死にゆく人がまわりの人に望むこと 264

死後の世界 269
「その旅に出よう」 270
命を褒め称える医療介助死 276

第12章 死の介助から学んだこと

人びとは医療介助死を望んでいる 279
「老い」は医療介助死の理由になるか 287
高齢者を「死を待つ人」にしてはならない 291
患者は本当に死を望んでいるのか 296
死ぬ日を決めることで絆が強まる 300
緩和ケアと医療介助死は同じ方向を見ている 302
方法を学ぶだけではできない仕事 309

第13章 「良い死」を求めて

最善の時を選ぶ 310
家族や友人とともに過ごす 312
どこまでを医師の仕事とするか 313

死を願う人が急増する社会 317
最後の最善の判断 320
患者の声に耳を澄ます 324

エピローグ

これからの医療介助死

変わることと変わらないこと 329
「最終同意の免除」と「事前要請」 333
認知障害がある患者の場合 338
精神疾患がある患者の場合 342
希望が持てる変化 344
これからの医師に望むこと 347

謝辞 352
訳者あとがき 356
索引 365

＊（　）は原注を〔　〕は訳注を表す。

安楽死の医師

THE LAST DOCTOR
by Dr. Jean Marmoreo and Johanna Schneller

This translation published by arrangement with Penguin Canada,
a division of Penguin Random House Canada Limited,
through Japan UNI Agency, Inc,. Tokyo

プロローグ
ヨランダが逝く朝

ヨランダ・マーティンズに最後の薬を投与する時刻は午前一〇時と決まっていた。それなのに、静脈チューブを挿入する看護師の到着が遅れていた。
集まった人びとの気持ちは高ぶったり沈んだり、なかなか落ち着かない。場所はトロント大学にほど近いヨランダの友人の住まい。入念に改装されたヴィクトリア調の家に、死にゆくヨランダを見送るために、家族や友人など、ほがらかで洗練された人たちが十数人集《つど》っていた。

電飾のラインが淡い光を点滅させ、コーヒーの香りが漂っていた。だれかがテキーラやシャンパンのボトルを開けたらしく、キッチンにあるグラスはすべて出払っていた。アイランドキッチンやテーブル、家具の上には、たくさんの花とティッシュの箱が置かれていた。茶目っ気たっぷりのヨランダが選曲した「ご臨終プレイリスト」によって、アップビートな音楽が流れていた。彼女と彼女が愛する人たちは語らい、泣き、踊り、笑い、「フォーエバー・ヤング」や「カーマは気まぐれ」を歌いながら最後の一時間を過ごした。
だが、定刻の一〇時が近づくにつれ、人びとの視線がわたしに向けられ始めた。

✝

この日——二〇一八年七月三一日——わたしが死の介助を行うようになってから、ほぼ一年半経っていた。その間、この仕事がもたらす良い効果を何度も実感した。最終的な同意を表明する患者が見せる安堵の表情。愛する人が自らの意思で逝くのを見守る家族や友人たちから伝わってくる、深い悲しみとその中にある静かな喜び。残された家族がわたしを抱きしめ、隣に座り、わかちあってくれる故人の思い出。わたしが泣くのはそんなときだ。ほとんど毎回、わたしは泣いた。

✝

はじめてヨランダに会ったのは二〇一七年一一月のことだ。彼女は死を固く決意していた。四五歳という若さだったが、きわめて稀な肺疾患を三〇年間も患っていた。それでも彼女は人生を謳歌した。ハーバード大学の科学研究者であり、スカイダイビングに興じたことも、サンゴ礁の海を深く潜ったこともある。勝ち気な性格の彼女を、友人たちは冗談めかして「ボス」と呼んだ。彼らは異口同音に、ヨランダは望んだものを何でも手に入れる、と言った。

ところがこの二年間で、そんな活発な生き方はすっかり制限され、彼女の人生は治療と医療手続きと痛みで埋め尽くされてしまった。意欲を失い、集中力も衰えた。蓄えはなく、配偶者も恋人もいなかったので、トロントの東、車で一時間ほどのウィットビーという町にある実家に戻った。その後、通院の都合で、友人のパティが提供してくれたこの家に移った。人生がますます自分から遠ざかっていき、彼女は旅立つ決心をした。

†

そして今日、その時が来た。ヨランダは水色の絹のキモノ、縞模様のシャツ、レギンスを身につけ、ベルベットのスリッパを履いていた。移動式の酸素タンクから伸びたチューブの先端が鼻孔に挿入されていた。部屋の隅にある酸素圧縮器と移動式タンクを結ぶコードはたっぷり長さがあったので、彼女は自分の旅立ちのために開いたカクテルパーティーのホステスとして、リビングルームからダイニング、キッチンへと、開放的な一階全体を移動することができた。

時間が刻々と過ぎていく。早く始まることはだれも望んでいないとしても、気持ちを整え、時間をつくってその場に臨んでいる人びとにとって、想定外の理由で時間が延びるのは、手放しで歓迎できることでもないだろう。

この日は、訪問看護サービスを通じて、患者への静脈注射に長けた看護師の派遣を依頼していたが、なかなかやって来ない。わたしは何度もドアの方を見てしまった。さりげなく、オフィスにいるアシスタントに電話する。看護師には間違いなく伝わってる？　どうして来てないの？　緊急事態の発生を感じたわたしは、いつも頼りにしている看護師のユーリに電話した。できないことは何もないと安心させてくれる超人的な落ち着きの持ち主だ。彼はミーティング中だったが、すぐに向かうと言ってくれた。

午前一〇時二〇分。わたしは集まってくれた人びとにアナウンスした。「計画には万全を期していたのですが、何事にも想定外の事態はつきもののようです」。わたしはつねに率直に話す。患者がそれを望んでいるからだ。事ここに至って——死に臨んで——婉曲的な表現を望む人などいなかった。そもそも、病気のことは本人がいちばんよく知っている。「点滴をする看護師に手違いがあって予定が遅れていますが、別の看護師が二〇分ほどで到着するはずです」

一瞬の静寂のあと、ふたたびおしゃべりと音楽が始まった。飲み物を補充するために、ヨランダの兄が朝一〇時に開く近所の酒店に急いだ。いささか珍しい非常事態の回避策だった。ほどなく追加のシャンパンが到着し、だれかが音楽のボリュームを上げた。

†

医療介助死（MAiD《メイド》：Medical Assistance in Dying）では時間を気にする必要はない。いずれにせよ患者は息を引き取るのであって、予定より早くても遅くても問題はない。だがヨランダの場合は、時間を気にしなくてはならない理由があった。

いよいよ死を免れる方法がないと知ったとき、彼女は自分の死を無駄にしないと決めた。古代のルーン文字が刻まれたような病める肺を、トロント総合病院に提供することにしたのだ。病院が摘出手術の態勢を整えて、遺体が午後一時に到着するのを待っている。遺体はまず病院に運び込まれ、肺の摘出が終わってから葬儀場に運ばれることになっているので、遅れは許されない。わたしはヨランダに希望どおりにすると約束した。彼女の期待を裏切ることはできない。

†

わたしは不安を隠すのに苦労したが、ヨランダにはそんな必要はなかった。身も心も不安はなく、決断の正しさを完全に確信していた。こんな瞬間を、長くはないこれまでの人生で何度も体験したに違いない。彼女は死から逃げるのではなく、むしろ引き寄せようとしていた。

そんな彼女が数か月前に言った言葉が、わたしの頭から離れない。彼女は病院に対し、聖職者によるスピリチュアルなサポートを望んだが、その願いは叶えられなかった。そのとき彼女はこうつぶやいた――もう一人で重荷を背負うことに疲れた。

わたしはなんとかしようと努力したが、その種のサポートの対象は入院患者だけで、自宅で死を迎えるヨランダのような患者に対して病院が訪問型サポートを提供する仕組みは存在しなかった。わたしは申し訳ない気持ちでいっぱいになった。

心の深い領域でのサポートが得られないとわかったとき、ヨランダは別の方法を思いついた。「だったら、わたしの人生を、あなたがみんなに伝えて」。それは断れるような依頼ではなかった。

いまから、その話を始めよう。

第1章　「死に方」を自分で選ぶ時代

「死の介助」が合法になった日

二〇一五年二月六日。朝七時の空はどんより曇っていた。ダウンタウンのジムで仕事前のワークアウトを終えようとしていたわたしは、いつもどおりニュース、交通状況、天気予報を伝えるテレビの画面を見上げながら、これから始まる忙しいスケジュールのことを考えていた。

そのとき画面の下に、カナダの最高裁判所が下した判決を報じるニュースの文字が流れた。それは医療のあり方を根底から揺るがす画期的な判決だった。長きにわたった「カーター対カナダ裁判」に最終的な審判が下ったのだ。スイスでの尊厳死を選択した女性の娘、リー・カーターが、カナダでも同様の権利を認めるべきだと訴えた裁判である。

最高裁は、九対〇の全員一致で、重病に苦しむ個人が死の介助を求めることを禁じるのは、「権利と自由に関するカナダ憲章」、とりわけ人命・自由・安全に対する権利に反すると判断し、医師が死を願う患者の手助けをすることを禁じる現行刑法を違憲と認定した。判決は、医療に関する権限を有する州および準州政府に対し、医療行為としての死の介助に関わる法整備を一年以内に行うことを求めた。

これまで患者は、苦痛に耐えるか、自死するか、違法な医療行為にすがるか、無慈悲な選択を強いられてきた。だが、一年後には、人道的な方法で死ねるようになるのだ。

トレッドミルから降りてテレビ画面を見つめながら、わたしは鼓動の高まりを感じた。呆然として一息、興奮を感じながら一息、そして決意を込めて大きく深呼吸した——これを次の仕事にしよう。これがきっとわたしの最後の仕事になるだろう。

わたしは医師として、患者の死を助けることの価値を信じ続けてきたが、自分が生きているうちにそれが可能になるとは思っていなかった。医師生活四五年目というキャリアの終盤で、自分が決めた方法で死にたいと望む患者を助ける仕事ができるのだ。

死を願う患者の声

いま思い返すと、当時のわたしは怖いもの知らずだった。これは正しいことだ、わたしはそれを行うべき人間だ、と思ったことを覚えている。

トロントで長年ホームドクター〔地域住民の健康のための総合診療医。カナダでは、緊急時と歯科を除いて、ホームドクターの紹介がなければ専門病院を受診できない〕として働いてきたわたしは、患者と医師の深い個人的つながりの大切さを実感していた。「揺りかごから墓場まで」という言葉があるが、生まれたときから老いて息を引き取るまで、生涯にわたるケアを提供するのが、わたしにとって理想の医師の姿だった。患者からはよく、「わたしが死ぬまで仕事をやめないでくださいよ」と言われたが、いつも「それは無理よ。わたしのほうが先に死ぬから」と答えた。

実は多くの場合、患者が望むような最期のケアを提供することができていなかった。重い病気や認知症を抱えた人びとは、命をながらえさせるケアではなく、苦しみからの解放を願っていたからだ。生きるために最低限必要な行動さえ他者に頼らなければならない状態で、ただ苦痛に耐えて生き続けることを望んでいなかった。わが子のことさえわからない状態で生き続けたいとは思っていなかった。

多くの患者が突然、自ら命を断ってわたしのもとから去っていった。なぜそうしたのか理由はわかっている。自分の手で問題を解決しようとしたのだ。わたしに彼らの死を助けたという疑いがかかれば刑事責任を問われるから、自分の気持ちを伝えることができなかったのだ。

どの患者も、わたしに最善の治療を提供してほしいと願っている。MAiD（医療介助死）は、ほとんどの患者にとって最後の手段であり、実際にそれを求める人はごくわずかだということをわたしは知っている。だが、それが合法となったからには、望む人には提供してあげたいと思った。

†

長年、わたしは医療が専門ごとに細分化されていくのを見てきた。各種の専門クリニック、腫瘍専門医、がん病棟、緩和ケア……患者がそうした専門家を求める気持ちは理解できるが、専門的医療の現場では、医師の関心は患者にではなく症状に向けられがちだ。一方、ホームドクターであるわたしは、患者のことを知りつくしているのに、患者に死が近づいてくると、それまでどおりの治療を提供できなくなる。何十年もつきあっている高齢の患者が、介護施設に入ってしまい、わたしのクリニックに来られなくなるというケースは珍しくなかった。

いまの医療体制のもとでは、患者が何度か救急外来を受診したり入院したりすると、その患者はホームドクターから長期療養施設に引きわたされる。転倒した、錯乱して周囲をあわてさせた、心臓が衰弱した、息切れがひどくなったといった出来事によって、患者はホームドクターの手を離れ、総合病院や緊急治療室の医師との結びつきを強めていく。したがって、ホームドクターであるわたしが最期まで患者に寄り添うためには、終末期ケアの全体を学び、その中でＭＡｉＤを提供する準備をしなくてはならなかった。

しかし、どうすればそれが学べるのだろう。医師による死の介助は犯罪ではなくなったが、それで医療現場がどう変わり、医師の仕事がどう変わるのかは、だれにも何もわかっていなかった。それを学べるような課程も研修もなかった。薬のこと一つ取っても、ＭＡｉＤでは多くの薬――患者を眠らせる薬、肺を麻痺させる薬、心臓を停止させる薬――が使われるが、ホームドクターであるわたしはどれも扱ったことがなかった。

†

ＭＡｉＤでは多くの意思決定が必要になる。患者から「死なせてほしい」と言われたとき、その理由を正しく理解するために、死について患者と話す新しい方法がわたしには必要だった。緩和ケア支持者とＭＡｉＤ支持者のあいだで展開されている熱い議論に加わるためにも、確かな情報で理論武装しておく必要があった。

緩和ケアは、不治の病を抱える患者にたいする専門的医療だ。これにたずさわる医師は、患者の生活の質（ＱＯＬ）と症状の管理の両方に注力する。患者が自分の治療法や別の選択肢を理解できるよう助けるだけでなく、患者自身とその家族のケアにも気を配り、できるだけ苦痛のない状態でいられるようサポートする。緩和ケアはホスピスケアに組み込まれることが多く、医療の主眼は治癒ではなく、患者に平穏な死を迎えてもらうことにある。

緩和ケア支持者のなかには、痛みがコントロールされ、その他のニーズも満たされているなら、患者が医師に死の介助を求める理由はなくなると考える人もいる。だが、MAiD支持者の考えは違う。患者が死の介助を望む理由は、痛み以外にもたくさんあるからだ。

MAiDが合法化されるまで、緩和ケアかMAiDかの議論は、もっぱらがん治療にたずさわる医療従事者のあいだで行われていた。がんによる死は、難しい点もあるにせよ、段階的に進む予測可能なプロセスだ。たとえば、緩和ケア行動スケール（PPS）〔患者の全身の状態を、身体機能、日常生活動作、病状などをもとに数値化した指標。診療計画の策定などに使われる。一〇〇％が完全に健康な状態、〇％が死亡〕というものがあって、その患者の予後あるいは余命についての考え方は概《おおむ》ね共有されている。だが心臓や腎臓の分野ではそのようなものはなく、終末期ケアをめぐって議論が行われることもなかった。

しかしMAiD合法化によって、すべての医療従事者が終末期医療という難問と向きあわなくてはならなくなった。「生活の質」という言葉が意味するものさえ人によって違うのに、それをふまえた終末期医療のあり方について、どう考えればいいのだろう？

†

最高裁の判決によってMAiD新法の施行は二〇一六年六月と定められ、医療行政を担う州や準州は、それぞれの管轄区域で必要な準備を行うことになった。そこでわたしは、新法施行までの期間を自分のための学習に充てることに決め、一年間の独学プランをつくった。

現在、ホームドクターになる医学生は緩和ケアについて九か月間の専門プログラムで学ぶことができるが、わたしの時代にはそんな制度はなかった。かといって、いま抱えている多くの患者を放り出して、正規のプログラムで学び直す余裕もない。そこで、産科診療に充てていた週二日を緩和ケアの自主学習に充てることにした。すぐれたケアが行われている現場に入らせてもらい、医療版シャドーイングで実践的な知識を吸収しようと考えたのだ。終末期医療の現場でさまざまな問題を体験しておけば、やがてＭＡｉＤにたずさわることになったときに役立つはずだ。

わたしはその自主学習を、タイプの違う三つの場所で経験したいと思った。病院での緩和ケア、在宅での緩和ケア（都市部と地方の両方）、そしてホスピスでの緩和ケアの三つだ。そのような現場を訪ねれば、医師や看護師が歓迎してくれて、必要なことを喜んで教えてくれるだろうと考えたのだ。

病院で緩和ケアを学ぶ

自主学習コースの第一部は病院で行われている緩和ケアだった。わたしはジェフ・マイヤーズ医師に相談した。サニーブルック健康科学センターとトロント大学医学部で、緩和ケア部門を率いている責任者だ。体格がよく、髭《ひげ》をたくわえている。この道の専門家にしては思いのほか若く、旺盛な探究心と何にでも挑戦しようとする意欲が感じられた。ジェフ（わたしはすぐに彼をそう呼ぶようになった）には圧倒的な存在感があったが、親しみやすく率直な人柄で、わたしはすぐにリラックスできた。

精力的な人だが、そんな形容では控えめすぎる。わたしは足が速いほうだが、広い病院を縦横に移動する彼についていくためには、ほとんど走り続けなくてはならなかった。エレベーターには乗らず、つねに階段を使った。彼を追いかけて学ぶ日は、病棟から病棟へと走り回ることがわかっていたので、雨が降らないことを願った。

わたしが緩和ケアについて教えてほしいと願い出たとき、彼は怪訝《けげん》そうに、「ホームドクターならだれでも緩和ケアを行っているのでは？」と言った。

「ところが、そうじゃないんです」とわたしは答えた。病気が悪化するにつれ、患者はホームドクターの手を離れて疾患ごとの専門医、総合病院、緩和ケアやホスピスケアに引き継がれ、わたしは彼らの主治医ではなくなるのだと説明した。患者の最期に立ち会うことはあっても、できることといえばベッドサイドで患者を見守り、家族を慰め、最期を看取ることだけだ。つまり受け身の役割でしかない。何の役にも立っていないと感じることもあった。わたしはそれを変えたかったのだ。初対面のあいさつから一時間以上経っても話は尽きなかった。

ジェフは、カナダは医療資源をＭＡｉＤにではなく緩和ケアに振り向けるべきだと考えていた。高齢化によって緩和ケアの分野で人手が足りなくなることがわかっていたからだ。その傾向は特に大都市で顕著になるだろう。彼が解決策を摸索していることを知り、わたしも懸命に考えた。

たとえば、ＭＡｉＤ担当医と緩和ケア担当医が協力して終末期のケアに当たれば、双方の負担が軽減されるのではないだろうか。いや、実際にそうなれば、ホームドクターは昼夜を問わず患者の家を訪問しなくてはならなくなるかもしれない。わたしが年中無休で二四時間臨戦態勢だったのは遠い昔のことだ。だが、走り出してから考えるのがわたしの流儀だ。思考は、思いとどまるためではなく、行動するためにある。

†

ジェフが緩和ケアに取り組むようになったのは、西海岸でエイズによる死者が出はじめたころだ。当時、医者でさえ教科書でしか見たことのない珍しい病気で多くの人が死んでいった。ジェフが緩和ケアについて知っていることは、すべて死にゆく人びとの枕元で学んだものだ。

彼がエイズ患者とはじめて向きあったころの話を聞きながら、自分の体験を思い出した。わたしは一九七九年、クリニックにやってきたゲイの男性患者――サンフランシスコ－ニューヨーク間を飛ぶ旅客機の客室乗務員だった――を通して、この珍しい皮膚がんを知った。皮膚がんはカポジ肉腫というもので、エイズの前兆であることがのちに判明した。

同年、この皮膚疾患の異常な増加についての最初の記事が、ニューイングランド・ジャーナル・オブ・メディシン誌に掲載された。体がHIV（ヒト免疫不全ウイルス）に冒されると、いくつか特定の病気に対する免疫反応が阻害される。カポジ肉腫もその影響で発症する病気の一つだ。皮膚の病変でそれとわかるのだが、実際に損傷するのは皮膚に栄養を供給する血管の内膜だ。肺や腸や胃も攻撃にさらされ、壊滅的な打撃を受ける。

その客室乗務員も病魔に冒された。あれよあれという間に、エイズはゲイ・コミュニティだけでなく、輸血を受けた患者のあいだでも広がっていった。

ジェフは、何が起こっているのかもわからない状況で、猛烈な速さで死んでいく人びとをケアする最前線に駆り出された。患者たちは社会から排斥され、孤立し、非難され、ごくわずかなサポートしか得られなかった。ジェフとわたしには患者の痛みに対する同情心があり、それがわたしたちを結びつけてくれたのだと思う。彼はわたしの学習計画のよき支援者になってくれた。

†

ジェフがわたしのために設定してくれたゴールはわたしの想像を超えていて、予想もしていなかったさまざまな課題が降ってきた。わたしは観察したかったが、彼は「参加」を求めた。わたしはいいとこ取りを目論んでいたが、彼は「深く入り込んで学びを広げること」を求めた。わたしは大まかな学習内容をイメージしていただけだが、彼はそれを具体的なものに変えてくれた。彼はわたしをアカデミックな環境からはほど遠い地域の病院に送り込み、あらゆる緩和ケアがホームドクターによって行われている現場を体験させてくれた。彼自身が最高のホスピスケアだと称賛している現場も教えてくれた（これらについてはのちほど詳しく説明する）。

最初に入ることを許されたのは、彼の本拠地であるサニーブルック健康科学センターの転移性乳がんクリニックだった。ジェフの背中を追って救急治療室や診察室に出入りするわたしは、カタカタ音を立てながら紐で引っ張られて進むおもちゃのクルマのように見えたことだろう。

わたしたちは病棟間を足早に移動しながら、待ったなしの緊急治療を提供して回った。空きスペースで応急診療を行った。急を要する水分補給を監督するために診察室に急行したかと思えば、患者の死期が近いと知って動揺する家族に、廊下の片隅で臨時のコンサルテーションを行った。

ジェフは広い視野で医療について考えていた。問題を見つけ、解決策を見つけた。たとえば、病院の乳がんクリニックと緩和ケアサービスを結びつけ、病状の進行にあわせた円滑なケアを提供できるようにした。それまでそのような連携が確立していなかったのは手抜かりというべきだが、彼がそれを実現させたことを知り、彼から学べば間違いないと確信した。

彼はつねに現場に立ち、女性患者の難問と向きあう医師たちの話に耳を傾けた。症状の悪化が加速している患者がいるという報告があれば、ジェフかわたしが介入した。一度だけ彼に叱られたのは、わたしがある特定の患者に長く時間をかけすぎた——彼の尺度に当てはめて——ときだった。がん患者のニーズはいつも差し迫ってるんだ、と彼は言った。もっと急いで！　走ろう！

†

当初の予定では、週二回のペースで三か月間学ぶつもりだったが、六か月に延びた。どの患者のケースも複雑で、転移性乳がんは体のあちこちに影響をおよぼすので、学ぶべきことがたくさんあった。どんな治療の選択肢があるか？　毎週のように、新しい治療法や治験の後期段階に入った薬品が登場するが、患者はこの治療を受ける基準を満たしているだろうか？

症状を精査して治療計画を立てるのがわたしの仕事で、頭をフル回転させなくてはならなかった。抗炎症薬（たとえばセレブレックス）はアヘン剤より骨の痛みに効くのか？　肩甲骨に転移したがんに放射線治療を行ったら、何日くらいで痛みの軽減効果があるか？　ジェフのゴールは〝患者の残り時間を増やす〟というシンプルなものだ。医療従事者のすべてが望んでいることでもある。

ジェフから学び始めてすぐ、終末期の問題は生き方全般に関わる問題であることがわかった。あらゆることを検討し、あらゆることを決める必要があった。わたしは目眩《めまい》と不安にたびたび襲われた。自分のクリニックでは、これほどの緊急事態に遭遇することはめったになかった。わたしはジェフに、長年やってきたけれど、これほどたくさんの薬と複雑な投与スケジュールを扱ったのははじめてだと打ち明けた。

乳がんクリニックにいるあいだ、ミスをしないかという不安がつねにあった。鎮痛のための麻薬の用量を間違わないだろうか？　痛みや吐き気を和らげる脳の経路を忘れてしまわないだろうか？　麻薬とその禁忌の世界にこれほど深入りしたことはなかったので、いつでも取り出せるチートカードをポケットに忍ばせていた（全員がそうしていた）。だが、プロとしては、いつまでもそんなものに頼り続けたくなかった。乳がん患者の女性たちに、なんとしても正確な知識と自信を持って向きあう必要があった。わたしはそれまで、これほど積極的な緩和ケアを知らなかった。

†

二〇一六年、前年の最高裁判決が求めた「一年以内」という法整備のタイムリミットが迫るなか、カナダ中の病院が、自分たちの倫理規定と診療ガイドラインをにらみながら、医療介助死に関する指針《ポリシー》の策定を急いでいた。例外は、死の介助という考え方そのものを否定する病院で、その根底にはたいてい宗教上の価値観があった。

うれしいことに、わたしのホームグラウンドである女子大学病院《ウィメンズカレッジ・ホスピタル》（トロントの中心部にある）は、病院を挙げてポリシーの策定に取り組んだ。志願して策定チームに加わったわたしは、それまで以上に忙しくなった。看護師、医療スタッフ、薬剤師、麻酔医、倫理問題担当者、ソーシャルワーカーなど同病院の二十数人が、ポリシーの草案策定に取り組んだ。

わたしはマウント・サイナイ病院（やはりトロントの中心部にある）とオタワ市民病院がすでにまとめていたポリシーのコピーを入手して、メンバーに配布した。さまざまな病院が同じ趣旨のポリシーを個々別々に策定する必要はない。独自性にこだわるのは時間の無駄だ。同じ方向をめざす他の専門家を信頼し、その成果を活用すればいいではないか。

またわたしは、自宅で最期を迎えられない患者にＭＡｉＤを提供するための部屋を、女子大学病院に設けたいと考えた。そうすれば、ホームドクターがその部屋で死の介助を行うこともできる。世論調査では、自宅で死にたいと考える人の割合は一貫して七〇％以上だが、実際には、ほとんどの患者が病院で息を引き取っている。わたしは可能な限り患者に寄り添うＭＡｉＤにしたいという願いを、ポリシー策定チームで強く訴えた。経営側からそのスペースを捻出するための財政的裏づけを求められてたじろいだが、チームメンバーのあと押しが心強かった。

在宅と施設で緩和ケアを学ぶ

二〇一六年六月。最高裁が命じた期限より四か月遅れたが、法案C－14が可決・施行され、ついにMAiDが合法化された。そのころ、わたしの独習プログラムは第二段階の在宅緩和ケアへと進んでいた。

マウント・サイナイ病院の緩和ケアセンターで在宅ケアに当たっていた二人の専門家、サンディ・ブックマンとデイビッド・ケンダルが、トロントのダウンタウンで行っている在宅診療への同行を許してくれた。

ブックマン医師は親しみやすいおじさんという感じで、思いやりがあって勤勉だ。ケンダル医師は威厳があり、半ば引退していたが、それでも週に何件か訪問型緩和ケアにたずさわっていた。わたしと同様、彼も薬を処方するより患者と家族の話を聞くことに多くの時間を費やした。

二人が患者の住まい――戸建て住宅、集合住宅、高齢者向け住宅、長期介護施設など――で行っていることは、医師が病院で行っていることと似ていた。彼らは患者だけでなく、患者を介護している人にも細心の注意を払っていた。有給の専門家であれ、家族であれ、友人であれ、緊急事態があればいつでも駆けつけなくてはならない彼らにも、緩和ケア担当医の関与やサポートが必要なことを知っていたからだ。

ここでもたくさんのことを学んだ。長期介護施設で提供されている終末期のケアは、不親切とはいわないまでも、倉庫の保管業務に似た気配があった。

わたしたちはそんな施設の一つで、入居したばかりの患者を診察した。個室の四方の壁の前に、たくさんの絵が立てかけられていた。それは彼が集めた精緻なイヌイット芸術のコレクションだったが、わたしには、終末期の緩和ケアを学ぶという目的を超えて、目の前の人に人間味のある質問をする時間がなかった。あなたはどんな人なの？　どこでどんな人生を歩んできたの？　世話をしてくれる身寄りがいないのはどうして？

✝

別の部屋では、進行性アルツハイマー病の男性患者を診察した。原因は不明だが、何も食べなくなって意識を失っていた。デイビッド（わたしたちはケンダル医師のことをそう呼んだ）が患者の成人した娘に、父親の終末期ケアについて親身に、しかし率直に話した。自分の父が、ここでもうすぐ死ぬという事実を知らされた瞬間、娘の顔から血の気が引き、表情が歪んだ。医師が静かな声で、もう栄養チューブも、病院への搬送も、蘇生措置も必要ないと告げると、現実を受け入れるしかない娘の目から涙がこぼれた。

デイビッドは施設のスタッフに、ほかの入居者が間違って入って来ないよう、その患者の部屋に鍵をかけておくようアドバイスした。話しかけてくれる人もいない、施錠された部屋に一人取り残されている患者の姿が頭によぎり、わたしは慄然とした。

だがそんなことがあった三日後、その患者は目を覚まし、食事を摂った。なぜそんな回復があったのか、明らかな理由はわからなかった。数年後、トロントをコロナウイルス感染症の第一波が襲ったとき、死者の大半は長期介護施設の入居者だったが、彼もそのなかの一人だった。

✝

サンディもデイビッドも、平均すると一日に四〜六件、個人宅や施設を訪問した。同行するわたしは、訪問看護師として働いた昔の経験が役立つ場面にしばしば遭遇した。かつてわたしが働いていたハミルトンは、大都市トロントに比べると、患者宅で予期せぬ事態に遭遇することが多く、身の安全も含めてトラブルに備えておかなくてはならないことを嫌というほど思い知らされたものだ。

効率よく訪問先を回るために、サンディかデイビッドが家族と話しているあいだに、わたしが患者を診察した。観察するのがわたしの役目だったが、性格のせいで、何度もその範囲を超えてしゃしゃり出てしまうことがあった。

ある朝、自宅療養中の女性患者を診察するために寝室に入ると、彼女は意識朦朧、うめき声を上げながら失禁していた。そばに介護ヘルパーがいたが、どうすればいいのかわからず立ちすくんでいた。「着替えと清拭《せいしき》を手伝って」。大声を出したわけではないが効果はてきめんだった。体の向きを変え、着衣を交換しながら、わたしは意識レベルと痛みに対する反応を確認した。

　そのときサンディは居間で患者の夫と込み入った話をしていた。わたしは口の動きで「かなり苦しんでる」とサンディに伝えた。彼は患者の様子を一目見ると、外に停めていた車に薬を取りに行った。わたしはヘルパーたちの不安を和らげるために、あなたたちは何も間違ったことはしていないと伝えた。

　サンディは二〇分後に、モルヒネの注射を一本準備して寝室に戻って来た。ほかに五回分、すぐに使える状態にして、妻の痛みを和らげる方法を夫に教えた。サンディもわたしも、口には出さなかったが、彼の妻が数時間以内に死ぬことがわかっていた。

訪問看護師と家族による介護

　在宅緩和ケアについて学ぶなかで、そこで訪問看護師が果たしている役割についても貴重な知見を得ることができた。

　ある朝、トロントのダウンタウンをカバーする保健当局で緩和ケアのコーディネーターとして働いているエミリー・オコネルの家を訪ねた。朝のオンライン会議にオブザーバーとして参加させてもらうためだ。

　トロントの緩和ケア看護師の一日は、朝のオンライン会議から始まる。参加するのは夜勤を終えた緩和ケア医師、いまから勤務が始まる看護師、そしてエミリーのようなコーディネーターだ。てきぱき進む二〇～三〇分のミーティングで、すべての患者の重要情報を全員が共有する（重要情報には夜間の呼び出し電話、継続事項、悪化の心配がある問題などが含まれる）。診察室や患者の家で行われたケアや患者に関する情報が、細大漏らさず手際よく共有される。看護師が個々の患者についてこれほど的確な情報を得て一日の仕事をスタートさせることに感銘を受けた。お見事と言うしかない。

オンライン会議のあと、エミリーとわたしはケアプランについて相談するために患者の家を訪ねた。エミリーは家族に、患者に必要なサービスや医療器具について、あるいは公的機関や民間組織が提供するさまざまな人的サポートについて話す。もちろん必要な費用についても説明する。

✝

エミリーと一緒に見たものは、訪問看護師時代にハミルトンで見たものや、ホームドクターとしてトロントで往診をしていたときに見たものと同じだ。つまり、介護の負担のほとんどを家族が引き受けているという実態だ。とりわけその負担は母親、配偶者、そして娘にのしかかっている。外からは見えない家庭の中で、昼夜を分かたず行われている介護だけが、患者を死から守っている。人任せにできない待ったなしの要求にさらされる彼らの自己犠牲は計り知れない。

そのような世話をするために専門家を雇ったら天文学的な費用がかかる。州の健康保険で一日あたり二、三時間の看護費用が支給されるケースもあるが、せいぜいその程度だ。民間の保険に入っていても二四時間対応の費用はまずカバーできない。自宅で行き届いた終末期ケアを行うことは、献身的な家族や友人がいる場合をのぞけば、富裕層以外には無理な相談なのである。

愛するだれかが要介護状態になって動揺している家族は、介護コーディネーターから聞かされる話を十分に理解することができない。エミリーはそんな家族を上手に落ち着かせ、現実を受けとめさせる。それは、まさにわたしに必要なスキルだった。彼女はたくさんの実用的な知識を提供してくれた。たとえば病院のベッドに関する知識、追加可能なさまざまなサポート、介護プラン立案の基本、人びとを適切に導くのに必要不可欠な事柄と付加的な事柄など。まもなくそこに、ＭＡｉＤという選択肢が追加される。

わたしはトロントで行われている在宅ケアの様子を知り、知己を得たことで、トロント以外の地域介護のコーディネーターとも直接やり取りできる関係を築くことができ、ＭＡｉＤが始まったのちに何度も助けてもらった。

ある看護師と路面電車に乗りあわせたとき、彼女の患者の話になり、看護師としての信念から死の介助を容認できなかったらどうすればいいだろう、という個人的な深い話ができた。

死の介助を求める患者に何よりも必要なのは親身なケアだ。それをいちばんよく知っているのが、日々患者と接する家族や介護担当者だ。患者の衰弱やアクシデントを真っ先に知るのも彼らだ。エミリーと過ごした時間で、それを再認識できたことに感謝している。

†

のちにMAiDを提供するようになって数か月後、それを痛感する出来事があった。がんが進行した一人暮らしの女性からMAiDの申請を受けたわたしは、彼女がMAiDの条件を満たしているかどうかを評価《アセスメント》するために家を訪ねたのだが、そのとき彼女が急に尿意を訴えた。だが彼女は、わたしが介助しなければトイレに行けず、用を足したあともトイレから出ることができなかった。これまでは毎日友だちが来て助けてくれていたが、その人も街を離れてしまっていた。

評価だけして帰るわけにはいかなかったので、介護コーディネーターに電話した。看護師はいつ来られますか？　早ければ明日。ホスピスに入れてもらえませんか？　早くても二週間後です。事ここに至るまで、だれも彼女を緩和ケアチームに紹介しなかったのか？　何もかも善意の友人に押しつけていたということなのか。

頭にきた。わたしの仕事は患者のトイレの心配をすることではない。だが、この女性は高齢者医療の制度の網の目からこぼれ落ちてしまっていた。残念ながら、それは珍しいことではない。本来、提供される終末期ケアの質が運に左右されるなどということがあってはならない。それなのに、心のこもった方法で看取られる人がいる一方で、悲惨な状況に捨て置かれる人がいるのはなぜなのか？

ＭＡｉＤ推進者と緩和ケア推進者は、対立する勢力とみなされることが多い。しかし、一年間の自主学習でわかったのは、両者は同じ理想をめざす努力の両翼を担っているということだ。緩和ケアと医療介助死は手を携えて、幅広い選択肢のなかから末期患者に最善の方法を提供しなくてはならない。

わたしが評価に当たったこの女性は、まともなケアをしてもらえないから、仕方なくＭＡｉＤを申請したのだろうか？　もしそうなら、わたしは良心にかけてその申請を承認することができない。この問題は、彼女がこれほど絶望的な状況に陥ってしまう前に――数か月とは言わなくとも数週間前には――解決していなくてはならなかった問題だ。

ＭＡｉＤは新しく登場した選択肢だが、ほかに方法がないから仕方なく選ぶ最後の手段などであってはならない。こんな状況は改善しなくてはならない。疎外され、置き去りにされる人を助けるために、わたしたちはもっと努力しなければならない。

ＭＡｉＤの提供を始めたとき、わたしは、死ぬ準備ができた人に寄り添うハープ奏者になった自分を思い浮かべていたが、生き続けたいと願う人の声を伝えるメガホンにもなる必要があることを知った。

はじめての「医療介助死」に立ち会う

MAiDの提供が始まってから二か月近く経った二〇一六年七月、サンディ・ブックマン医師の患者がMAiDを要求した。ついにその時が来たと思い、気持ちが引き締まった。サンディは同僚のナージェス・ホシュヌード医師と一緒にMAiDを提供することを決めた。ナージェスはほがらかな人で、すでに一度MAiDを提供した経験があり、手順を心得ているようだった。

ちなみに、カナダの医師や政治家はMAiDについて語るとき、「死ぬための準備《プロビジョン》をする」とか「死の介助を提供《プロバイド》する」などと婉曲的に表現するが、医療介助死を認めている他の多くの国ではもっと直接的な表現が使われる。たとえば、オランダの医師は「きのう患者を一人死なせた」(“I killed a patient yesterday”)などと言う。

わたしは患者のアパートで、サンディとナージェスと合流した。患者(テッドと呼ぶことにする)は素っ気なく話す、押しの強そうな人で、ベッドサイドには四人の証人がいた。あとでわかったが、いずれも家族や友人ではなく仕事仲間だった。意外なほどみんなが冷静だったのは、それも理由だったのだろう。テッドの住まいはすでに引き払われており、床に敷かれたベッド代わりのマットレス以外には何もなかった。ベッドの機能は果たすだろうが、寒々しさに心が痛んだ。

サンディにとってはじめてのMAiD提供だったので、彼はわたしたちのサポートに感謝してくれたが、わたしもそこに加われたことがありがたかった。このときのわたしの仕事は、投与した薬の名前と用量と時刻を紙に書いて記録することだった。

マウント・サイナイ病院には九項目から成る法的な同意書があるが、重要なのは、患者は死の介助が提供されるときに、その場で同意を表明しなくてはならない、という点だ。サンディはベッド脇の床に座り、同意が必要な事項を一つずつ読み上げて確認した。テッドは重篤な病気、疾患もしくは障害を抱えている。症状はすでに進行しており、回復不可能な段階にある。耐え難い苦痛がある。苦痛を和らげるための別の手段を知らされたが、それを受け入れることはできない。この処置で自分が死ぬことは理解している。だれからも強制されていない。

この時点で、テッドは苛立《いらだ》ち始めていた。読み上げが終わるとただちに同意する旨を伝え、署名した（口頭での同意だけでかまわないが、できれば書面で証拠を残したいと考える患者や医師もいる）。

同意の確認が取れた時点で、わたしたち医師は一度キッチンに退《しりぞ》いた。手狭なカウンターに、一〇本ほどの薬瓶や注射器を並べる。なんとものものしい装備だろう。ナージェスがこなれた手つきで注射器に薬を吸い上げていった。わたしたちは寝室に戻り、サンディがテッドにもう一度たずねた。「このまま続けることを望みますか？」

苛立ちが頂点に達したテッドは感情を爆発させ、悪態をついた。承諾の意思は明らかだった。

わたしは手順に意識を集中させ、粛々と仕事を進めた。はるか昔にその術《すべ》を身につけ、キャリアを通してそれを続けてきた。その瞬間に行うべきことに集中し、それ以外のすべてを忘れる。患者を生かすために四五年間がんばり続けてきた自分が、いま患者の死に手を貸そうとしている……などという事実は頭から締め出した。わたしの仕事は、サンディが投与する薬を記録することだ。「薬剤A投与、○時○分○秒。薬剤B投与、○時○分○秒」。いま思うと、自分が多くのことを意識から締め出していたことに驚く。

最初に投与する薬はミダゾラム〔催眠鎮静薬〕。これでテッドはすぐに眠る。二番目のリドカイン〔局所麻酔薬〕で静脈壁を麻痺させる。これは、患者を深い昏睡状態に陥らせる三番目のプロポフォール〔静脈投与麻酔薬〕が静脈を焼く可能性があるからだ。それで患者が覚醒することはないが、痙攣《けいれん》することがあり、見ている者を不快にさせる怖れがある。そして四番目のロクロニウム〔筋弛緩薬〕で肺と心臓を停止させる。サンディは、一つの薬を投与すると、次の薬を投与する前に生理食塩水でチューブを洗浄した。すべてが淡々と手際よく進み、開始から五分もしないうちにテッドは息を引き取った。一分ほど時間をおいてから、サンディが死亡時刻を宣言した。

わたしは表情も感情も動かさないよう努めたが、やがてゆっくりと我に返ったとき、自分が抑えようとしていたものがテッドの死に対する感情ではなかったことに気づいた。わたしはプロセスに衝撃を受けていたのだ。心を脇に置いて行うしかない寒々しい手順。空っぽの家、無関心な参列者。ＭＡｉＤを自分の仕事にすると決めたときに想像していたものとは違っていた。今後提供するすべてのＭＡｉＤがこんなに殺伐としたものだったらどうしよう？　わたしは自分を惨めにするだけの仕事に自分を捧げようとしているのだろうか？

この体験のあとでジョーと出会った。

第2章　ジョー

ルー・ゲーリッグ病、またの名をＡＬＳ

ジョーのケースに関連するメールを読み返すと、自分の記憶がずいぶん偏っていることに驚く。記憶にあるのは単純な出来事、さもなければ厳粛な出来事だ。だが、過去のメールを読み、記録を読むと、もっと複雑な多くの出来事が連なっていたことがわかる。その意味では、医師であるわたしも、故人を偲ぶすべての人と違いはない。特定の感情や思い出だけが意識に上り、それ以外は意識の底に沈めている。

ジョーはカナダの有名な靴メーカーであるバタ（Bata）で、皮革の購買に従事した。独りよがりではないが、自分の意見をはっきり持っていて、靴が似合っていないと思った相手には正直に感想を伝えた。

二度結婚し、二度離婚したが、二人の元妻とは友人であり続けた。世界中を旅し、どこでもゴルフを楽しんだ。糖尿病だったが、一日五〇〇回の腕立て伏せを欠かさないことが自慢だった（自分の強さ全般を誇らしく思っていた）。

引退後はカリブの島でビーチ・バーを開くのが夢だったが、母を介護するために、その夢を諦めた。自分の出張中に母親が寂しい思いをしないよう、猫を買ってきてローリーと名づけたが、なんのことはない、猫のほうがジョーの主人だったと判明する。ローリーは人間の血糖値の変動を察知する猫の不思議な能力を発揮して、ジョーの血糖値が下がりすぎると騒ぎ、彼が血糖値をチェックするまで突っつき続けた。

六六歳のとき、ルー・ゲーリッグ病［ゲーリッグは「鉄の馬」の異名を取った米国野球界の英雄。ALSを発症し引退、三七歳で亡くなった］の名で知られる筋萎縮性側索硬化症（ALS）と診断され、頭の中が真っ白になった。糖尿病などよりはるかに質《たち》の悪い病だった。ゴルフ仲間が彼のためにアイスバケツ・チャレンジをしてくれたが、ばかげたことのように感じられ、みんなが心臓発作を起こすのではないかと心配した。

†

ALSと診断された二年後に母が亡くなり、さびしさが募った。遊び相手を失った猫のローリーがまとわりついて、突然引っ掻いたりした。糖尿病のジョーにとっては、引っ掻き傷が感染症を引き起こすと危なかったので、ローリーを安楽死させなくてはならなかった。それがついに心を萎えさせる決定打となった。

彼は深夜に猫の死体を母の墓のそばに埋め、帰宅すると、母とローリーの仲間に加わるために致死量と思われるインスリンを自ら注射した。

いとこのウェンディはのちに、「ジョーが自殺しようとするのはわかってました」と語った。「手が動くうちにインスリンを過剰摂取しようと計画していたんです。怖がってもいましたけど。一緒にいさせてと頼んだけど、断られました。自殺したときにわたしがそばにいたら、自殺幇助の罪で告発される怖れがありましたから」

自死に失敗して慌てたジョーからのショート・メッセージを見て、ウェンディは驚いた。「失敗した。量が足りなかった」

数日後の夜、彼はふたたび自死を試みた。このときは、入浴介助のためにやってきた訪問ヘルパーが、家の中でジョーが呻《うめ》き声を上げているのを聞き、管理人にドアをこじ開けさせた。

†

自殺未遂後、ジョーはスカボロー・グレース病院（正式にはバーチモント病院だが、この旧名で呼ぶ人が多い）に入院した。公園に隣接する赤レンガ造りの病院だ。はじめてこの病院を訪ねたとき、緑に囲まれた環境が印象的だった。わたしがよく出入りするトロントの大病院は、どれもコンクリートだらけのダウンタウンに建っている。

精神科部長のスティーブン・バースキー医師がジョーの担当になった。厳《いか》めしい肩書だが、困っている人の友という物腰の人だ。小柄だが引き締まった体つきで、会うとすぐにくつろげて、なんでも話したくなる雰囲気があった。ジョーにとってはありがたい人だったに違いない。

容態が落ち着くと、ジョーは高齢者病棟に移され、ナースステーションの向かいの病室に入った（このとき彼はALSのために車椅子を使っていた）。

部屋には専用のバスルームがあり、たいてい自力で用を足すことができたが、ジョーに必要な介助の程度は、あらかじめ想定できないほど激しく変化した。ジョー自身も、病気は進行する一方で回復する可能性がないことを知っていた。精神科病棟が彼の住処《すみか》となり、スタッフが家族となった（そのことが、のちに重要な意味を持つことになる）。わたしが会ったとき、彼がそこに来てから、すでに九か月経っていた。

「悲しむんじゃなくて手を貸してくれ」

二〇一六年七月末。テッドのMAiD（医療介助死）に立ち会ってから間もなく、バースキー医師から電話があった。ジョーという患者が、法律を調べ上げ、MAiDが発効したらすぐにでも利用する決意を固めているという話だった。しかし、それを実現するのは簡単ではない。スカボロー・グレース病院はＭＡｉＤをまだ一件も提供していないだけでなく、死の介助は病院が掲げる使命《ミッション》にも反していた。この病院は救世軍〔社会奉仕活動に熱心なキリスト教の組織〕の手で運営されており、キリスト教の倫理に根ざしているからだ。理事会も同意しないだろう。

だが、ジョーはあきらめなかった。なんとしても自分が決めた方法で死ぬつもりだった。死について話すのを避ける人には、こう言って食いさがった。「逃げないで話を聞いてくれよ。俺にとっちゃ大問題なんだから。わかってほしいんだ。こんな人生はもう嫌なんだ」

彼は物理学者のスティーブン・ホーキング博士のことを話した。ホーキングのような状態で生きることを考えると恐怖を感じた。「俺には無理だ。人と話すのにあんな機械が要るなんて。買う金もないし」。ある看護師が彼の考えに反対したとき、車椅子で彼女を廊下まで追いかけて叫んだ。「戻ってくれ。もっと話そうじゃないか」

そんなジョーについて、いとこのウェンディが語る。「最期の八か月で、ジョーはわたしたちに、死ぬとはどういうことかを教えてくれたんだと思います。それで、まわりのわたしたちが辛くなるようなことはありませんでした。ただ知ってほしい、理解してほしいという感じで、体の衰弱やそれをどう受けとめているかを話してくれました。悲しむんじゃなくて手を貸してくれ、同情なんかするな、そんなことをしたら化けて出るぞって」

ジョーにとって幸運なことに、バースキー医師は彼の精神科医であるだけでなく、擁護者であり、救世主であり、家主《やぬし》でもあった。ジョーは自分が置かれている状況を病院の理事会に説明しなくてはならなかったが、彼は〝自分の家〟で死にたい、つまりスカボロー・グレースでMAiDを受けたいと願っていた。

営業一筋で働いたジョーは、売り込む方法を知っていた。近くのサニーブルック健康科学センターの焦点式超音波治療研究グループに自分の脳と脊髄を提供してALSの解明に貢献したい、と熱弁をふるい、自分でその手配まで済ませてしまった。彼の死後、遺体をスカボロー・グレースからサニーブルックまで搬送するのにかかった費用は二〇〇〇ドルだったが、必要とあらば彼はそれを自分で払っただろう。

ついに理事会は彼の要求を承認した。

†

バースキー医師はわたしに、ジョーがMAiDの要件を満たしているかどうかの評価だけでなく、この病院が行う最初の（そして最後かもしれない）MAiDの提供でも主担当を務めてほしいと言った。ためらうことなく引き受けたが、喉《のど》が詰まって言葉が出てこなかった。ついにその時がきたと思った。

バースキー医師は、ジョーの病棟のドアの前でわたしを出迎え、小さな面談室に案内してくれた。彼はジョーについて、うつ病や致命的なインスリン・ショック〔意識障害や痙攣を引き起こす重度の低血糖状態）を経験しているものの、精神状態と脳機能はまったく損なわれていないと保証した。ジョーがどうやって自分の要望を理事会に認めさせたか、病院スタッフがジョーの希望を叶えるためにいかに結束して動いたかも説明してくれたが、その口ぶりはどこか誇らしげだった。

わたしが外部評価者としてジョーの申請を承認したら、実際にMAiDを提供するための部門横断的な会議が次のステップになる。死の介助がどのように行われるのか、実施に関わる全員が細部まで完全に把握しておかなくてはならない。

✝

バースキー医師に案内されて、わたしはジョーの病室に入った。車椅子に座ってわたしたちを待っていた彼は、脱ぎ着しやすそうな服を着ていた。身だしなみを整え、やせてはいたが栄養は摂れているようだった。髭をきれいに剃り、笑みを浮かべ、目は生き生きとしていた。

「決心した理由を聞かせてくれますか？」と話しかけると、長い答えが返ってきた。

ジョーは子ども時代、祖母の農場で兄やいとこたちと多くの時間を過ごし、牛の糞を避《よ》けながら走り回って遊んだ（そこにウェンディもいた）。若年性糖尿病を患っていたので、体にかかる負担はほかの子どもたちより大きかった。ウェンディが大のお気に入りで、いつも手をつないで走り、彼女が転んだら手を引いて起き上がるのを助けた。ウェンディは、

「わたしたち、駆けっこでビリになっても気にならなかった。ジョーはいつもみんなの世話をしてくれたから」と語った。

大人になるとジョーは、兄とは距離を置いたが、ウェンディとの親しい関係は続いた。二人とも二度結婚し、二度離婚したことで、一族のはぐれ者を自認していた。だれかの結婚式があったら、夫婦として出席してデートしよう、などと言って笑った。ウェンディの息子と娘にとって、ジョーは合格点の付く叔父のような存在だった。自死に失敗したジョーが真っ先にウェンディに電話したのは当然だった。

スカボロー・グレースに入院した彼はスタッフに好かれ、スタッフは彼の困難を和らげるために手を尽くした。散髪や食事に連れ出してくれる高校時代からの友人も何人かいた（ジョーは特にプーティンとチョコレートソーダが好物だった）。だが、そんなささやかな楽しみもなくなっていった。パンケーキを食べに連れ出してもらったジョーは、一口食べただけでフォークを置くと、「覚えていた味と全然違う」と言った。

最後には何も口にできなくなって栄養チューブが挿入されたが、ハンバーガーやエッグマックマフィンを持ってきてほしいと頼んだ。もちろん食べられず、ベッドサイドに置いておくだけだったが、匂いを嗅ぐことはできたからだ。

体は衰える一方で他者への依存は増える一方というのは、ジョーには受け入れ難かった。強い痛みがあるわけではないが、力の喪失と上行性麻痺〔末梢神経から中枢神経へと進行する麻痺」が忍び寄る感覚があった。トイレ介助のためにナースステーションの向かいの病室があてがわれたが、看護スタッフを呼ぶことも困難になっていた。

死後の世界は信じていなかったが、天国は知った顔が集まる行きつけのバーみたいな場所だと友だちから聞かされ、そのイメージが気に入っていた。そのバーで母や叔父たちに会って一緒に飲みたいと思った。バースキー医師とわたしは彼の要求を承認し、八月のＭＡｉＤ実施をめざした。

手探りの準備

日が経つにつれ、わたしは細かいことに追われて忙しくなった。わたしのような外部の人間が院内で働くためには、スカボロー・グレースから特別資格を付与してもらう必要があり、そのための手続きに時間を取られた（すべての客員ドクターにその必要がある）。ＭＡｉＤならではの数字の解釈にも頭を悩ませた。当時、ＭＡｉＤを申請した患者には、本当にそれでいいか再確認してもらうために、一〇日間の再検討期間が設けられていた。だが、どの時点から数えての一〇日なのだろう？　申請日から？　条件を満たしていると認められた日から？

対処すべき問題には、もっと大きなものもあった。当時、ＭＡｉＤの要件を満たすためには、「重篤で治療不可能な病態」でなくてはならず、それは四つの項目で定義されていた。

●病気、疾患、または障害が深刻で治癒が見込めないこと。
●能力が不可逆的に低下し続けていること。
●耐え難いほどの身体的または心理的苦痛が継続しており、患者が許容できるいかなる方法によっても軽減できないこと。
●自然死が合理的に予見されること（reasonably foreseeable natural death）。

最後の項目は、医師たちのあいだですぐ、頭文字を取ってＲＦＮＤと呼ばれるようになった。

ＲＦＮＤ条項は、自然な死までのタイムラインを想定できない患者が門前払いされないための法的保護措置だ。つまりジョーのような患者のための条項だ。

患者は「遠くない将来」に死に至る病気や障害を抱えている必要があるが、「遠くない将来」というのが数週間なのか、数か月なのか、あるいは数年なのかは、医師がケースバイケースで判断することとされていた（ＭＡｉＤを提供した医師はそのつど、判断の正当性を検死官に弁明しなくてはならないが、それについてはあとで詳しく説明する）。

バースキー医師とわたしは、ジョーの疾患と病態が致命的であることは間違いないのだから、「合理的に予見される」期間については、できるだけ長く認めるのが妥当だということで意見が一致した。

だとしても、RFNDは医師にとって見極めが難しい問題だった。そもそも「合理的」とはどういう意味なのか？　だれにとっての合理なのか？　RFND条項をめぐる議論は何年も続いたが、ついに二〇二一年、ケベック州の高等裁判所はこの条項は違憲であるという判断を下した。それを受けて同年、連邦議会は法案C－7を可決し、MAiDの提供を受けるための条件からこの条項を削除する法改正を行った。

✝

しかし、この時点ではそれは先のことだ。話をジョーのケースに戻そう。

患者からのMAiD要請がRFND条項を満たしているかどうかを判断しなくてはならなくなった医師に対し、カナダ医療法務支援協会がサポートを申し出た。これは医療上の難しい責任問題を扱う医師に法的助言を行う組織だ。だが、わたしは彼らに相談することを躊躇《ちゅうちょ》した。経験上、彼らの助言には一貫性がないことを知っていたからだ。電話で何かを相談すると、返ってくる答えが人によって異なることも珍しくなかった。

バースキー医師もわたしも、合法化されて間もないMAiDにたずさわる医師として、実施方法を外部機関から教えてもらうとか、了承をもらわなければ何もできないという立場にはなりたくなかった。そんなことではいつ動き出せるかわからないし、それ以上に、自分たちの手で道筋をつけたいという気持ちが強かった。現場を知らないだれかが書いたルールブックに縛られたくなかった。わたしたち医師は自分の手でルールブックを書きたかったし、書かなければならなかった。

はじめて法改正のニュースに接したとき、わたしは、自分はこの仕事をするのにふさわしいと確信した。そう思ったのは、死の介助という仕事に必要なのは、制約や規制の中に閉じこもって保身を図ることではなく、危険や困難をただ回避することでもなく、患者を苦しめている不条理を取り除くことだと信じていたからだ。

ＭＡｉＤの実施に関わる決定を下すのは、日々の診療活動を通じて専門的な知識とスキルを身につけているわたしたち医師だ（すぐに、そこに診療看護師が加わった）。大切なのは、たんに仕事を合法的に行うことではなく、死を望む患者のために尽くすことだ。ふだんからすべての患者にたいして行っていることと何の違いもない。

当時、そのために語りあい、サポートしあうための医師のネットワークが、カナダ全体に広がりつつあった（詳しくは第7章で述べる）。そこで薬を投与する方法について議論したことを覚えている。錠剤《ピル》の経口投与か、薬剤の静脈内投与か、という問題だ。これについては、静脈内投与が断然すぐれているという見解で一致した。迅速で、痛みがなく、信頼性が高い。医療チームがコントロールできる方法でもある。錠剤だと患者が吐き出す可能性がある。患者が眠っても、死に至らなかったらどうする？　覚醒させて別の薬を飲んでもらうのか？　麻酔科医も交えて投与する四つの薬を決め、それぞれの用量を計算した。全員が間違いなく仕事を遂行したい、失敗は許されないと感じていた。

✝

八月。ジョーの死を介助する日の前日。わたしはスカボロー・グレースで開かれた部門間会議に出席した。医師、看護師、その他のスタッフ、病院のＣＥＯ（最高経営責任者）ら約二〇人が参加して、明日の手順の詳細を確認したが、予定より二時間以上長くかかった。扱われた問題の多くはスタッフの人選に関するものだった。だれをそこに参加させるべきか？　看護師は何人必要か？　だれかが――看護師であれ清掃担当者であれ――良心に基づいてチームに加わることを拒否した場合はどうするか？　辞退は認められるのか？その場合、それをどうやってチームメンバーに知らせればいいのか？

もう一つの大きな懸念は、この計画が他の患者たちに知られてはならないということだった。そのためにはどうすればいいのか？　彼らはジョーの死を仲間に対する裏切りと感じないだろうか？　病院や医師に不信感や恐れを抱かないだろうか？

✝

会議が終わると、バースキー医師が明日ＭＡｉＤを行う部屋に案内してくれた。その部屋は病棟からかなり離れた場所に慎重に準備されていた。ボランティアを買って出た理事が、壁を塗り、家具を配置し、フロアライトを置き、絵を飾ってくれていた。心がなごむ、あたたかい雰囲気で、機能重視の病院とはまったくの別世界だった。バースキー医師はこの設《しつら》えを誇らしく感じており、わたしはこのために尽力した人たちの労苦を思って感動した。ジョーを受け入れた精神科病棟は、わたしがこれまでに経験したどんな精神科病棟をも超える希有なコミュニティだった。

その夜、わたしは薬とその投与方法に関するメモを見直した。念のため、さらにもう一度見直した。どの薬を、どの注射器に入れて、どの順で使うか、絵まで描いて頭に叩き込んだ。これはわたしが行うＭＡｉＤの提供だ。完璧に執り行うのがわたしの仕事だ。同僚がプロポフォールについて、「乳白色で濃い薬品。注射針を刺したら、ぐっと力を入れて押し出す必要がある」とアドバイスしてくれた。さまざまなことが頭の中をめぐったが、なんとか眠りについた。

明るい部屋での別れ

ついにその日が来た。午前一一時にジョーに会う予定だった。ふだんは頑固なほど公共交通機関を利用するが、その朝はタクシーを使う贅沢を自分に許した。車から降りたら、外は八月の猛暑だった。病院につながる公園内の道に、すでに三〇人ほど集まっているのが見えた。すぐにジョーに会いにきた人たちだとわかったので、足を速めて近づいた。

その集まりを計画したのはジョーだった。彼は姪《めい》たちとその夫、そしてその子どもたち、看護師、ソーシャルワーカー、多くのいとこたちに囲まれて座っていた。もちろんウェンディもいた。MAiDに反対している人も、ジョーのために来ていた。マリファナが好きなジョーが最後に数回楽しめるよう、看護師たちが手伝った〔カナダでは二〇一八年に嗜好用マリファナが合法化された〕。

参加者の多くは病院に入らず、その場に留まった。六〇年来の友人もその中にいた。最期の瞬間を見るのが忍びなかったからだ。外に残った全員で、ジョーが好きなアマレットで彼のために乾杯した。

†

わたしは一足先にその場から離れて病院に向かった。玄関で出迎えてくれた麻酔科医に、「MAiDは今日がはじめてですか?」とたずねられた。

「はい」と答えながら、少し気が楽になった（助けてくれる人がいる）。と同時に、不安そうに見えたのだろうかと複雑な気持ちにもなった。

「こうしませんか」と彼は言った。「わたしが全部の薬を注射器に吸い上げ、順番どおりにあなたに渡します」

そのとき、点滴チューブを肩にかけた病院のCEOがやってきた。「ここで会えてよかった。これが今日使う新しいチューブです。先端にシリンジ〔薬を入れる注射器の筒の部分〕を取り付けて捻《ひね》るだけでいいんです。針を刺す必要はありません。事前にご覧になりたいだろうと思って、お持ちしました」

すっかり安心したわたしは、前の晩に悪い夢を見たことを打ち明けた。それは医学生時代に実際にあった出来事でもあった。お粗末な仕事ぶりへの罰として、監督官から術前患者にＩＶチューブ〔腕や手の静脈血管に挿入する細い管〕を挿入するよう命じられ、患者からの無言のプレッシャーでもたついてしまうという夢だった。冷や汗をかいたところで目が覚めた。二度と同じ失敗を繰り返してはならない。ジョーの最期は何としてもスムーズなものにしたかった。

✝

この日のために用意された明るい部屋は、ジョーの家族、友人、そして大勢の病院スタッフであふれそうだった。ジョーの結婚式で付添人を務めた五人が、彼の元妻の一人と一緒に、結婚式の写真を見せて回っていた。ジョーが寝ているベッドは、全員が入れるスペースをつくるために壁際に寄せられていた。生き生きとした生前葬だった。

特にジョーを驚かせたのは、来ないと思っていた熱心なカトリックの信者である九〇歳の叔母が、弱った体を押して来てくれていたことだ。自死した魂は永遠に安らげないというのが彼女の信仰なので、ＭＡｉＤには立ち会いたくなかったはずだが、どうやらジョーの選択を受け入れたようだ。

わたしが部屋に入ると、全員が振り向いた。いつかこんな瞬間にも慣れるのだろうか。わたしはまっすぐジョーのそばに近づいた。「公園は暑かったでしょう。ずいぶん大勢の人が来てくれましたね」。彼は少し照れたようにほほ笑み、参列者の多さに感謝した。

わたしは九項目の質問をした。マウント・サイナイ病院の文書に少し手を加えた短縮版だ。確認が終わると、ジョーは進めてくださいと言った。

✝

さあ、しっかりしなさい。わたしは自分に言い聞かせた。ここにいる人はいまから、これまで経験したことはおろか、たぶん考えたこともない光景を目撃するのだから。あわてずに、いまから起こることをていねいに説明するのよ。彼らに心の準備をしてもらいなさい。

まず担当する医療チームを紹介した。わたし自身、看護師、麻酔科医、そしてバースキー医師。次に、いまから行うことを流れに沿って説明した。「わたしが四種類の薬を静脈に投与します。最初はミダゾラムという薬で、これでジョーは眠ることができます」。あとの三つの名前は、言っても耳に届かないと思ったので言わないことにして、効能と目的だけ説明した。「彼は苦しむことなく安らかに息を引き取ることができます。時間もそれほどかかりません」

そこで、病院付きのパム・バウアー牧師が話を引き取った。五〇代半ばの彼女の明るさが部屋を照らした。自然体のリーダーで、困難な状況にある人を助けることに慣れているのがわかった。この場にうってつけの曲をジョーと一緒に選んだと言って、持参したポータブル・テープレコーダーのボタンを勢いよく押した。

曲はモンティ・パイソンの「オールウェイズ・ルック・オン・ザ・ブライト・サイド・オブ・ライフ」。おなじみの軽やかなメロディと歌詞が部屋に満ち、笑いが起こった。笑い声にかすかなためらいを感じたのか、ジョーが「すごく安らかな気分だ」と言った。全員を励ます心強い言葉だった。

パムが、何か言っておきたいことのある人はいないかとたずねた。ジョーが「始めようか！」と呼びかけた。だれに促されたわけでもないが、ウェンディがベッドの端に身を乗せ、わたしが薬を投与するあいだ、ジョーの体を抱きかかえた。

ミダゾラムを投与すると、彼は目を閉じた。わたしが手を止めると、「まだ眠ってないよ」とジョーが言い、ふたたび笑いが起こった。こんどは屈託のない笑い声だった。それが彼が聞いた最後の声だったことがうれしい。

麻酔科医が、次々と手際よく注射器を手渡してくれたことを覚えている。自分の手が震えていなかったことも、予定通り手際よく事が進んだことも覚えている。

ジョーの脈が止まったあと、しばらく待ってから心拍音を確認したが、何の音も聞こえなかった。瞳孔は拡張していた。わたしは一同に「終わりました」と告げた。部屋がざわついて静寂が破られた。ジョーの友だちの一人が近づいてきて、「彼は死んだのですか？」とたずねた。そうたずねられて、言葉遣いがあいまいだったことに気づいた。それ以来、「死亡時刻○時○分」と言うようにしている。これならだれもがはっきり事実を知ることができる。

✝

終了後、わたしはジョーの叔母をつかまえて、来てくれて本当にうれしい、ジョーもきっと同じ思いだったはずだと伝えた。家族や友人たちは、次にすべきことがわからなかったからなのか、あるいは名残惜しかったからなのか、部屋に残っていた。急いで立ち去る理由はなかったし、そうする必要もなかった。それは多くの点で葬儀場で行われる通夜に似ていた。古い友との再会があり、思い出の分かちあいがあり、痛みはなかった。話し声が続いているなか、医療チームとわたしは静かに部屋をあとにした。

ウェンディが追いかけてきて、「大丈夫ですか？」と気づかってくれた。そのとき、こらえていた涙があふれた。自分でも気づいていなかった心の動きが彼女には見えていたことに驚いた。わたしは医者であり、多くの死を見てきたのに、ジョーの死で家族や友人と同じように動揺していたのだ。ウェンディは生涯の友を亡くしたばかりだというのに、わたしのことを心配してくれた。

わたしは辛くて泣いたのではない。やさしさがうれしくて泣いたのだ。わたしは、自分では岩のように強いと思っている。でもこの岩は、だれかに手を差し伸べられると脆《もろ》く砕けることがある。重荷に押しつぶされることはないが、だれかが重荷を持ち上げてくれたら砕けてしまうことがある。ウェンディが手を伸ばしてわたしを抱きしめてくれた。わたしも彼女を抱きしめた。

ヒポクラテスの誓い

病院を出るとき、わたしの心には一点の曇りもなかった。ときどき、こうたずねられることがある。「ヒポクラテスの誓いについては、どうお考えですか？『害と知っている治療法を選んではならない』とありますが？」

それにはこう答えよう。医師の行為の多くは患者にとって有害だ。わたしたちは、患者を生かし続けるために害を加え、苦痛を与え続けることがある。化学療法。放射線療法。効果がなければ、つねに別の治療を試そうとする。わたしたち医師は、「もう死なせてほしい」という患者の声に耳を傾けないよう訓練されている。

もちろん、延命治療を手控えることとＭＡｉＤは別の話だ。ＭＡｉＤを行うとき、わたしは患者を死に至らしめる。わたしは患者の死に責任がある。その自覚はわたし自身が引き受けることに同意した重荷だ。

自分の行為が間違っているとか、不道徳だとか、社会規範に反するとは思わない。しかるべき人に適用するなら、それは正しい行為であり、思いやりだ。しかし、だからといってその重荷がなくなるわけではない。この仕事をする者は、自分がだれかの死に積極的に関わったという事実を抱え続けなくてはならない。わたしがこの仕事にともなう重荷を下ろすことはない。

けれども八月のこの日、わたしの心は安らかだった。バスに乗り、地下鉄に乗ってオフィスに帰る道すがら、わたしは街に時間が流れていくのを眺めた。人びとの営みが織りなす風景の移ろいを見た。わたしはジョーのことをよく知っていたわけでも、長く知っていたわけでもなかったが、彼の死を、彼の人生にふさわしく誇り高いものにすると自分に誓ったのだ。わたしは彼のために正義を行ったと感じていた。

ジョーの死は、孤独しか感じられなかったテッドの死と違い、これを生涯の仕事にしようと決めた日に思い描いた理想的なシナリオどおりのものだった。ジョーは自分の決断を確信していた。支えてくれる家族がいた。ジョーのことをよく理解し、家族のように気遣ってくれるスタッフがいた。一連のプロセスを受け入れてくれる場所もあった。これらすべてのおかげで、死にゆく彼だけでなく、その過程に加わるわたしも心を楽にすることができた。

わたしは、この先自分が関わるＭＡｉＤはすべてこのように進むだろうと思った。
だが、その考えは間違っていた。

第3章　アイリーン

患者が死の介助を求める理由

患者が死の介助を受けるときは、ホームドクターがその任に当たるべきだというのがわたしの信念だ。MAiD（医療介助死）が始まった初期のころなど、だれもがすぐそう考えるようになると信じていた。アイリーンとわたしは、まさにそのような患者とホームドクターの関係だった。

彼女は一五年間、わたしの患者だった。わたしは彼女の人生の物語、歴史、家族を知っていた（彼女の息子の一人もわたしの患者だった）。彼女が夫の死を乗り越えるのを助け、自分を再発見するのを見届けた。彼女は年を重ねても創造性を発揮し、遊び心も冒険心も失うことはなかった。

がんが発見されたときも、わたしは彼女のそばにいた。彼女の夫はがんで苦しんだ末に亡くなったが、夫と同じような状態になった場合の方針もよく聞いていたので、彼女がＭＡｉＤを要請したとき、わたしが手伝うと約束することに何の問題もなかった。わたしが彼女の願いに応えないなどということは、とても考えられなかった。

†

ほとんどの患者はＭＡｉＤを要求しない。どんな状態になっても生きていたいと望む人がほとんどで、死の介助を求めるのは全人口の二～四％にすぎない。死の介助が認められているすべての国で、法律が施行されて以来（もっとも早かったのがスイスの一九四二年）、一貫して同じ割合を保っている。カナダがどこよりもお手本にしているオランダも、数十年にわたって約四％で安定している。

一般にＭＡｉＤを要求する人は、哲学者のように深く考え抜いたうえで決断している。多くの場合、身近なだれかが辛い死に方をするのを見ており、そのことで自分も苦しんだ経験がある。だから何としても避けたい死に方というものを知っている。

ＭＡｉＤという選択肢を考えるようになるもっとも一般的な理由は、有意義な活動に従事する能力や日常生活に必要な能力の喪失、そして痛みや苦しみである。

痛みについては、ここ数十年で医療は大きく進歩しており、緩和ケアによってかなりの程度まで和らげることができる。だが、だれかの介護に頼らなくては生きていけないという不安や苦痛は、医療の進歩で解決できるものではない。だれかに――おそらく見知らぬだれかに――食べさせてもらい、服を着せてもらい、体を洗ってもらわなくてはならないという思いに耐えられない人は少なくない。疾患の種類にもよるが、記憶をなくし、家族のことさえわからなくなるかもしれない。それでは、おむつを着けた魂の抜け殻だ。もはや自分自身ではない。この恐怖を取り去ることは医者にはできない。

人びとは自分の尊厳を保ち、家族に良い思い出を残して逝きたいと願っている。アイリーンが望んだのもそのような死だった。

家族に愛を注いだアーティスト

わたしがアイリーンと出会ったのは二〇〇二年、彼女が七六歳のときだった。すぐに彼女のことが好きになった。活発で、機転が利き、あふれんばかりのエネルギーがあり、目を輝かせて楽しくおしゃべりをする人だった。だれとでも気さくに接する彼女のまわりには、いつも自然な人の輪ができた。オンタリオ州の小さな町の出身で、曽祖父母はカナダ初期の入植者だ。一家が経営していた店を大恐慌で失い、アイリーンは大学で美術を学ぶ学費を稼ぐために軍関係の仕事に就いた。夫となるアルネとは大学で出会った。

アルネはアーティスト、グラフィックデザイナーとして、名を知られる存在になった。

彼は亡くなるまでタバコを吸い続けた。「タバコをくわえていないときはなかったわね。しかもフィルターなしで」とアイリーンは言う。ジェイ、スティーブ、リーガンという三人の息子を授かった彼女は、自分の芸術的野心を脇に置いて子育てに専念した。「二人とも芸術家という夫婦はうまくいかない」というのが持論だった。

彼女は人生を愛し、愛を家族に注いだ。料理雑誌を買ってきては、土曜日のディナーで新しいレシピに挑戦した。金曜はスパゲティ・ナイトと称して庭で食事し、アルネの自家製ワインを楽しんだ。フェミニストであるアイリーンは、息子たちの手を引いて、中絶の権利を求める集会に足を運んだ。

芸術方面でのキャリアはあきらめたが、芸術に向ける創造性と情熱は捨てなかった。ボヘミアンシックが似合う彼女は(ヘッドスカーフやバングルをたくさん持っていた)、自らデザインした服をヨークビル〔トロント郊外の高級ブランド店が多い街区〕のブティックに売ることもあった。図書館で一抱えも本を借りてきてはベッドに持ち込んだ。ハリウッドが好きで、映画もスターたちも大好きだった。どんなパーティーでも盛り上げ役で、あらゆることが彼女のまわりで進行した。

✝

わたしがアイリーンと出会ったとき、夫のアルネはすでに肺がんの治療を始めていた。彼ががんになる前から夫妻は、人間は自らの意思で、尊厳を失うことのない死を選ぶ権利があると考えていた。一九八五年に息子のスティーブがカナダで二例目のエイズと診断され、緩慢な死を迎えるまで苦しむのを見たことを機に、発足して間もない「カナダ尊厳死協会」の会員になった。それ以来、同会を熱心に支持し、機会があるごとにリビングウィル〔生前の意思表示書〕の重要性を周囲に訴えた。

夫が衰弱し始めたころ、アイリーンはふたたび絵を描くようになった。女子大学病院のがん病棟で、スケッチブック片手に夫のベッドのそばに座っている彼女をよく見かけた。三分もあれば鉛筆画を描き上げる才能があり、地下鉄の乗客、カフェでコーヒーを飲んでいる人、ベンチで新聞を読んでいる人など、ありふれた日常を背景に、カジュアルで生き生きとした人物を描いた。

わたしとの面談の際に、彼女はスケッチブックを持参するようになった。最初の数分間、スケッチブックのページをめくるのがわたしたちの楽しみになった。記憶に残っているのは、屋外で冬の風景画に取り組んでいる画家アルネの姿を描いたものだ。シンプルなのに、なぜか写真のように細部までイメージすることができた。

だが、アルネのベッドサイドで過ごす時間が長くなってくると、スケッチは静謐《せいひつ》で哀愁を帯びたものに変わっていった。テーマもスタイルも、ゆっくりした時の流れを感じさせるものに変わり、椅子、医療器具、担架、点滴スタンドといった無生物が描かれるようになった。アルネの手のクローズアップには、皺が刻まれた皮膚、静脈に挿入された点滴チューブ、それを覆う包帯が描かれていた。そのような絵からは、運命に身をゆだねて何かを待つ受け身の姿勢が感じられた。ところが次のページを開くと、まったく違う活気ある世界が広がって、バス、地下鉄、コーヒーとともに、人びとがふたたび動き始めるのだった。

アルネの死後、アイリーンは本格的に絵に取り組み、一日に五時間描いた。鉛筆画から水彩画へ、さらに油彩画にも手を広げた。ヨーロッパやアメリカまで足を運んで講座やワークショップに参加し、トロント水彩画協会にも入会した。八〇代後半で絵画展に出品して優勝に輝き、作品の販売もした。アーティストたちとの交流、彼らが開催するパーティー、そこでふるまわれるワインを楽しんだ。

死の決意と逡巡

二〇一一年、アイリーンは膀胱の悪性腫瘍を切除し、術後六か月にわたる治療を受けた。それは乗り越えたが、二〇一三年に転倒して手首と顎を骨折した。それからしばらくして車の運転をやめた。外出や授業のときはバスに乗るか、友だちの車に乗せてもらった。しかし、さらに何度か転んでしまい、一人で外に出るのが怖くなった。なんでも一人でやってきた彼女のスタイルが揺らぎ始めた。

二〇一五年に、息子のジェイがアイリーンの住むフラットの上階に引っ越してきた。彼女はジェイやリーガンに、わたしに話したのと同じように、その時が来たら死に方は自分で選びたいとはっきり伝えた。ぐずぐず長引かせたくはなかった。カナダ尊厳死協会から、自分が望む終末期ケアの方法を家族や関係者に伝えておくことを勧められると、ジェイと一緒に弁護士を訪ねてそのための文書を作成した。

当時はまだ、そのような書面だけでＭＡｉＤに必要な要件が満たされるわけではなかったが、それがあることで、のちに意思決定能力を失ったとしても、少なくとも無駄な延命治療は受けたくないという意思を伝えることはできた。

彼女は死にゆくアルネの姿を克明に記憶していた。夫の口の中は膿《うみ》でただれ、呼吸のためにステント〔血管や気道に挿入して管状構造を拡張する器具〕が挿入されていた。自分はあんな死に方はしたくないと思った彼女は、ＭＡｉＤを希望した。のちにリーガンから、アイリーンはなんとしてもホームドクターであるわたしに死の介助をしてほしいと願っていた、と聞かされた。「知らない人の介助で死にたくなかったんですよ」

†

八九歳になると空咳《からぜき》をするようになった。本人は画材に含まれる何らかの成分が引き起こすアレルギーではないかと疑っていたが、入れ歯がぐらつくほど激しく咳き込んだことがあって不安が増した。アイリーンは五〇代半ばで禁煙するまで四〇年間もタバコを吸っていたし、愛煙家の夫が吐き出す副流煙の影響も受けたはずだ。長い喫煙歴の影響が疑われたので、わたしは胸部レントゲン検査を受けるよう指示した。

放射線科医はわたしに、アイリーンの右肺は虚脱していると言った。肺炎のせいかもしれないし、腫瘤《しゅりゅう》が気道を塞いでいるのかもしれない。二日後、CT（コンピューター断層撮影）スキャンで、オレンジ大の腫瘍があることがわかった。それが気道だけでなく心臓周辺の血管も圧迫していた。腫瘍は気管から脊椎にまで広がり、肺には複数の結節ができていた。さらに不吉なことに、横隔膜の下にあるリンパ節にも腫瘍が認められ、がんが全身に広がっていることがわかった。

わたしはアイリーンと、二人の息子も交えて、今後の方針について話しあった。医師によると、余命は治療しなければ三～六か月、治療すれば一年というところだった。がん専門医と放射線科医の診断、そして二度の生検ののち、彼女は自分が最悪の腫瘍に冒されていることを知らされた。アルネの苦しみを間近で見た彼女だが、治療を選択した。一クール三週間の化学療法を四クール受けることになった。二〇一六年六月のことである。

治療は難航した。化学療法の影響か、痩せて義歯がぐらついたせいなのか、口腔がただれた。顎が痛んだので義歯を使うのをやめた。髪も抜けた。そんな姿を人に見られたくなかったので、家に引きこもった。だが、アーティスト仲間に会いたいという思いが募り、ウィッグを買って仕事を再開した。仲間たちは彼女の歯がないことを気にしなかった。八月、九〇歳になった彼女は化学療法の最終ラウンドを終えようとしていた。ふたたび明るさを取り戻した彼女は、難しいクロスワードパズルを解いたり、一日三時間絵を描いたりする生活に戻り、一一月の展覧会の準備に取り組んだ。

だが九月に入ると腫瘍が悪化し、「治療抵抗性」が生じていると診断された。医師たちの用語で、「化学療法が効かなくなった。もうできることはない」という意味だ。「そろそろ身辺の整理をなさる必要があるかもしれません」などと言っていた時代もある。

アイリーンはがっくり落ち込んだ。何も思い通りにできなくなり、まわりに迷惑をかけていると気に病んだ。助けてもらわなければ入浴さえできないことが恥ずかしかった。食欲が減退したので、わたしは栄養補助飲料と抗うつ薬を処方した。彼女は息子たちに、「本当にひどくなったら、ホームドクターのジーンに電話してね。わたしの望みを知っているから」と何度も言った。

アルネががんで倒れたとき、夫妻は庭に面したフラットの一階にバスルーム付きのサンルームを増築し、入院するまでアルネはそこに住んだ。たくさんの絵が飾られ、天井まで届く本棚があったが、こんどはそこにアイリーンが入ることになった。彼女は絵もパズルもあきらめ、緩和ケアの看護師が毎週訪問するようになった。一一月末には一週間に四回も転倒した。

わたしたちはアイリーンの人生の終わりについて率直に話しあった。彼女は家で死ぬことを望み、蘇生措置を拒否する指示書に署名した。その一方で、ＭＡｉＤの希望日をたずねたら、逡巡して答えようとしなかった。それまで、死に方は自分で決めると何度もはっきり言っていたので、わたしは驚いた。

✝

駆け出しの医者だったころ、わたしは訪問診療を行っていた。やがてクリニックでの診療と昼夜を問わない出産対応に追われて中止を余儀なくされたが、アイリーンのために週二回の往診を再開した。みぞれの降る一月のある日、彼女の家に行くと、目を覚ますなり彼女が、いまからオタワにスケートに行くと言った。認知能力に不安を感じる出来事だった。

その後、往診のたびに彼女から輝きが失われ、抜け殻のようになっていくのを感じた。わたしは彼女の強い信念、人生に対する前向きな姿勢を知っていたが、いまや彼女は朦朧とし、たったいま話したことさえ覚えていなかった。自分がＭＡｉＤを望んでいたことも覚えていないのではないか？　ジェイとわたしはそのことを心配した。

すでに述べたが、わたしは患者の最期を見届けるのはホームドクターであるべきだと確信している。だが、アイリーンのケースでその確信がぐらついた。彼女の死を介助するという新しい役割は、彼女のホームドクターという役割と矛盾しているのではないだろうか？　ＭＡｉＤなしでも彼女が遠からず自然死することは明らかなのに、なぜわたしは、彼女が同意能力を失う前にＭＡｉＤを提供することに固執するのだろう？　彼女にＭＡｉＤを望んでいたことを忘れさせまいとするのは、かつての彼女との約束を守るためだろうか？　それとも、ただ自分の使命を果たすために、九〇歳の女性を死に追いやろうとしているのだろうか？

わたしは評価記録を書いて、アイリーンがＭＡｉＤを要請するための要件を満たしていることを正式に認めた。規則に従って二人目の評価を同僚に依頼し、アイリーンに申請書を渡した。これで彼女の準備は完了した。でも、わたしの準備は？

わたしは確実な見通しがなければ行動しないというタイプではない。まず行動し、それから考える。だがＭＡｉＤの経験を重ねるにつれて、その順序が逆転した。実施前に細かいことを繰り返し確認し、先に待ち受けているものを心の中でこねくり回している自分に気づくことが増えた。ＭＡｉＤの仕事はわたしの精神に影響を与えていた。

最後の水彩画

二〇一七年一月、アイリーンは時間のほぼすべてをベッドの上で過ごすようになっていた。体を起こしたいときはジェイが手伝ったが、上半身を動かすだけでたっぷり五分かかった。食べることへの興味も失っていた。入れ歯をはめるのにも助けが必要で、話すことにも苦労した。目も耳も衰えて、文字が読めなくなり、大好きなジュディ・ガーランドやライザ・ミネリのレコードを聴くこともできなくなった。

彼女の中で、さまざまな思いがめぐり始めた。「もう終わりにしたい、アルネのところに行きたい」と言われた息子たちが、そのやりとりを報告してくれた。でも、MAiDの日程を決めたいのかとたずねると、彼女は話を逸らした。もちろん、少しでも彼女を追いつめるようなことがあってはならない。「そろそろ死を考えてもいいかも」と言うのはわたしの役割ではない。

彼女からの合図がほしいのに、それがないことが心配になった。同意を表明する彼女の能力は潰《つい》えつつあり、わたしの目の前にいる衰弱した人は、かつて活気に満ちていた人とは別人になりかけていた。どちらのアイリーンが、わたしの患者なのだろう?

✝

一月が過ぎて二月になった。訪問したとき、サンルームのベッドに横たわったアイリーンは、孫娘(ジェイの二人娘のうちの一人)を描いた最後の水彩画について話しだした。ジェイがその絵を持ってきて、バスルームのドアに掛けた。「それを見ながら死にたいわ」と彼女が言った。

ジェイからその話を聞いて、ついにその時がきたと思った。絵を見つめているアイリーンを見て、この瞬間を逃すと、わたしが知っているアイリーンと二度と意思疎通できなくなると感じた。彼女が「この絵を見ながら死にたい」と言ったとき、わたしは「二月一七日の木曜日はどうかしら？」とたずねた。彼女の同意を確認できて、わたしは胸をなでおろした。

ただちに準備を始めた。必要な器具が彼女の家に届くよう手配し、点滴ラインを確保してくれる看護師を予約した。薬を届けてもらう手配もした。前々日の一五日には最後の往診をした。アイリーンが「ああ、わたし、死ぬんだったわね」と言うのを聞いて、まだ何が起こるかわからないと思った。様子を見に来ただけだと言うと、彼女は笑った。その日まであと二日だった。

✝

当日の朝、わたしは緊張し、落ち着かなかった。アイリーンには冷静に確信を持ってMAiDに臨んでほしいと思っているのに、わたしのほうが動揺していた。本当にいま行う必要があるのだろうか？　彼女には思いやりのある家族がいて、痛みはなく、呼吸が困難なわけでもないのに。今日に決めたのは、もっと先になると彼女の意識が混濁して、意思を明確に表明できなくなる怖れがあるからではないのか？　つまり、わたし自身が安心したいからではないのか？

ジェイとリーガンが、わたしを温かく迎えてくれた。わたしたちはアイリーンのベッドに歩み寄った。彼女はエレガントなヘッドスカーフを着け、ウィッグと義歯を付けて横になっていた。わたしは彼女の手を取って、最後にもう一度、死の介助を望んでいるかをたずねた。「ええ、お願いするわ」と彼女は答えた。意識の混濁はなく、逡巡もなかった。わたしは静かに安堵のため息をつきながら、薬を準備するためにキッチンに移動した。

すべての準備が整った。わたしはドアのそばに立って部屋を眺めた。

ＭＡｉＤの大きな利点の一つは、全員に心を整える時間が与えられることだ。家族全員が部屋に集まり、互いに見つめあい、愛する人の旅立ちを見守ることができる。この時間を、わたしはアイリーンのために望んでいたのだろうか？　この時間が得られるなら、地上での時間が少し短くなってもかまわないと、わたしは確信をもって言うことができるだろうか？

アイリーンには威厳があった。意識は明瞭で、全員の視線を受けとめていた。彼女の魂は最期にもう一度立ち上がり、みんなの心を引き寄せた。ジェイ、リーガン、そしてリーガンの妻が順に彼女に寄り添い、耳元で別れの言葉をささやいた。アイリーンが同意書にサインしたあと、家族は日本酒で乾杯した。わたしが薬を投与すると、彼女は静かに息を引き取った。

✝

葬儀のあと、ジェイとリーガンから、アイリーンが描いた絵が欲しいかとたずねられた。スケッチブックが欲しいと答えたら、「どのスケッチブック？」と言って二人が笑った。

「何百冊もあるから」

数週間後、彼らはショッピングバッグ二つに詰め込んだスケッチブックをわたしのオフィスに持ち込み、机の上に広げた。わたしは躍動感がほとばしる二冊を選んだ。ありふれた日常の中にある、さまざまな生の瞬間を捉えた絵がそこにあった。いまもページをめくるたびに、勢いのある線に彼女のスピリットを感じる。過ぎゆく人生の一瞬に美を発見し、それを捉える術《すべ》を彼女は知っていた。

消えない不安

アイリーンが亡くなったあと、わたしは不安を覚えた。その不安はやがて消えるだろうと思ったが、いつまでも居座った。わたしは、あの元気で頭の回転の速い女性が大好きだった。彼女には、喜びに満ちた人生にふさわしい死に方をしてほしいと思った。だが、そう思うあまり、わたしは判断を間違えなかっただろうか？

アイリーンには理想的な死の介助ができると思ったが、終わってみれば完璧にはほど遠いと感じられた。そもそも完璧な死の介助などあるのだろうか？　この仕事はますます大変になっていた。その点については何の幻想も抱いていなかったが、毎回こんなに疑問を感じるなら、とても続けていけないと弱気になった。

繰り返すが、わたしたちカナダの医師は患者を「死なせる」のではない。MAiDを「提供」する。「提供」というのは、広やかな心のありようを映す言葉だ。それは、人に何か良いものを贈ること、奉仕することを意味する。だから医師は夜の眠りに就くことができるのだ。

それでも眠れない夜はある。そんなとき、医師は疑いを振り払って立ち上がり、歩き続けなくてはならない。それでもなお、疑いは医師につきまとう。振り返ればそこに疑いがある。肩の上にある。何かを話しかけてくるわけではない。しかし、消えてなくなることはない。

第4章 アシュリー

二八歳の決断

アシュリーは恐ろしい進行性の疾患を抱えていた。正式に診断が下されたわけではない。名前さえわからない、きわめて珍しい遺伝性の神経筋障害で、なかなか歩けなかった一歳のころからのつきあいだ。問題が判明してから、母親のドナは片時《かたとき》も心が休まることがなかった。専門家はアシュリーがこの病気で死ぬことを疑っていなかったが、それがいつなのかはわからなかった。

彼女にとっては、死そのものより死の前段階のほうが怖かった。何年も続くかもしれない意識の空白、いわゆる植物状態である。寝たきりで、言葉を発することも、何かを認識することも、何かに反応することさえない状態。一日二四時間、完全にだれかにケアしてもらわなくては生きていけない状態。それだけは避けたいと思った彼女は、MAiD（医療介助死）を希望した。

だが、彼女の申請は、MAiDの要件を満たしていないとして却下された。彼女を詳しく評価した思慮深い医師二人は、彼女がまだ二八歳だという点を指摘した。この先まだ何年も人生があると考えたのだ。彼らには、アシュリーの死がRFND条項（自然死が合理的に予見できること）を満たすほど明らかとは思えなかった。結局のところ、彼女の状態は彼女以外のだれにもわからない。いつか、だれかが彼女を救う方法を見つけてくれる可能性も否定できない。

†

どんなにMAiDの要件を満たしていても、医師の判断は保守的になる傾向がある。アシュリーのケースはMAiDの初期のころで、いま以上にだれもが慎重だった。おまけに、アシュリーが住んでいたのはトロントの北一五〇キロほどのところにあるコリングウッドという小さな町だ。そこでは、だれもがお互いのことや仕事のことを知っていて、「判断ミス」をしたと責められる可能性は避けたいと思っていた。

その一方で、受理してくれる医師が見つかるまでMAiD申請者に医者あさりをさせることも、だれも望んでいなかった。当時、オンタリオ州の保健・長期介護省でMAiDの受理担当コーディネーターを務めていた診療看護師《ナース・プラクティショナー》（医師と連携して一定範囲内の診療を行える上級看護師〕のジュリー・キャンベルが、アシュリーに代わってわたしに電話をかけてきた。彼女は、わたしが一部の医師よりＭＡｉＤの要件を柔軟に解釈すると知っていた（当時、この仕事をしている医師はごく少数で、全員が互いのことをよく知っていた）。彼女は、地元の医師が見極めることを避けた「合理的に予見可能な死」を、わたしに判断してほしいと言ってきたのだ。

わたしはだれにでも「イエス」と言っていたわけではない。断じてそんなことはしていない。すべてのケースをあらゆる角度から徹底的に検討した。まだその時期ではないと判断した場合は――そんなことは頻繁にあった――完全に却下するのではなく、その後数か月、場合によっては数年、ＭＡｉＤを提供できる状態に変わっていないか定期的に確認し続ける。患者の願いを妨げるのではなくサポートしたいと思うからだ。「せっかく知りあったのだから、よければ最期まで見届けさせて」とわたしは言った。

†

二〇一七年六月、わたしはＭＡｉＤの提供者と評価者が集まる初の全国会議に参加した〔159ページ以下を参照〕。会議の一部は、医師と患者の双方にとってＲＦＮＤを明確にするための診療ガイドラインの草案作成に充てられた。「合理的に予見可能な死」について、一年、二年、五年、さらには一〇年先までを柔軟にカバーできる定義が必要だった。困難な試みであることはわかっていたが、必要に迫られていた。はっきり死が迫っているわけではない患者が、それでもＭＡｉＤを要求する動機は必ずしも明確ではなかったし、あらかじめ申請に備えておくことも難しかった。

認知機能の低下を例に取って考えてみよう。病気の進行の速さは医師にもわからない。それにも増して問題なのは、機能の衰えに対する受けとめ方が患者によって違うということだ。ある人にとってはさほど気にならない程度の衰えでも、落ち込んで恐怖を感じる人がいるかもしれない。人に頼ることを気にしない人もいれば嫌う人もいる。自分の好きなことや、これができるからこそ自分だと思っていることができなくなったとき、そうなった自分に気づく人もいれば、すでに気づく能力さえなくしてしまっている人もいる。どちらが耐え難いだろう？

ＭＡｉＤに関わる医師の仕事は、その受けとめ方を患者に指導することではない。わたしたちの仕事は患者の話を聞くことだ。わたしたちは、法の文言によってではなく、患者本人が定義する「不治で耐え難いほどの苦痛」の基準に照らして、申請の妥当性を評価しなくてはならない。

難病と性自認に苦しむ

アシュリーは予定日より二週間早く生まれた。性別は男に割り当てられ、生まれたときに付けられた名前はアシュリーではなかった。産科医が、新生児の肺から羊水を吸引するとき、誤って片方の肺を傷つけてしまった。それによる大きな合併症はなかったが、長期の入院を余儀なくされた。

アシュリーは最初から、体のバランス感覚や歩行といった発達上の重要な能力に問題があった。何かおかしいと気づいた母親のドナは、最終的にアシュリーをトロントにある有名な小児専門病院《ホスピタル・フォー・シック・チルドレン》（「シック・キッズ」の愛称で知られている）に連れて行った。医師たちはあらゆる疾病と遺伝性の症候群について検査した。症状に不明な点が多かったので、遺伝が専門のイングリッド・スタイン医師は世界各国の学会でアシュリーの症例を発表した。

検査は侵襲的で痛みをともない、恐ろしいものもあった。眼球に針を刺して行う検査では、ドナがアシュリーに覆い被さって体を押さえ、夫（現在は元夫）のピーターが頭を押さえつけなくてはならなかった。

それでもアシュリーは挫けなかった。歩行器や下肢装具を付けて学校に通い、友だちをつくり、家事の手伝いをした。だが文字を書くのは難しく、ついにしっかりした字を書けるようにはならなかった。四年生になるころには自分の脚で歩くことに疲れてしまったので、ドナは手動式の車椅子を与え、それ以来アシュリーは車椅子で生活した。

†

ピーターに教わって、アシュリーは射撃をしたこともあるし、ゴーカートを運転したこともある。地方版パラリンピックでスレッジホッケーに出場したこともある。ギャラクシー・シネマの窓口でチケットを販売したことも、ピザハットで働いたこともある（冷凍室に閉じ込められるアクシデントも体験した）。

乗用芝刈機の操作方法を学んだことで、ヒヤリとする体験もしている。ある日の午後、アシュリーが芝刈りをし、ドナが台所で皿洗いをしていたときのことだった。芝刈機の音が止んだので、ドナが庭に目をやると、アシュリーの姿はなく、よく見たら、芝生の上を芝刈機に引きずられていた。アシュリーは力尽きて叫び声さえあげられず、ただ機械のなすがままにされていたのだった。

九歳のときメイク・ア・ウィッシュ財団〔難病に苦しむ子どもの夢をかなえるための活動をしている国際団体〕から六〇〇〇ドルの手漕ぎ自転車をプレゼントされ、一八歳になるまでそれを使った。財団がほかにもたくさんの冒険を提供してくれたおかげで、ヘリコプターや飛行船に乗り、モルソン・インディ〔カナダで開催されていた自動車レース〕のピットを体験し、首相にも会った。運転免許も取って、視力が衰えるまで一年間ほど車に乗った。

友には忠実だったが、敵には容赦がなかった。だれかを愛したら徹底的に愛し、だれかがその人を傷つけたら有無を言わさず絶縁した。

一四歳のとき母のドナと父のピーターが離婚した。ドナは、結婚生活は「片時も心が安まることがなかった」と言う。「ピーターは何でも完璧にしなくては気がすまない人だったけど、そんなのアシュリーには無理だもの」

一五歳のときアシュリーは、髪をカラフルに染め、爪を黒く塗り、アイライナーを引いて、当時人気のエモ・ファッション〔暗い色調とタイトなシルエットで内面を表現するファッション〕を取り入れ始めた。男物ではなく女物のパンツを穿《は》くのが好きだった。フィット感がちょうどよかった。ピンクの服を選ぶことも増えた。だが、「トランスジェンダー」という言葉を口にすることはなく、ドナもそのことは考えていなかった。

†

アシュリーは高校を卒業し、オンタリオ州バリーにあるジョージアン・カレッジに入学し、車椅子で暮らせる部屋に住んだ。

ある晩、ドナはアシュリーから、電話で奇妙なことをたずねられた。ガールフレンドに電話で別れ話を持ち出すのはありだろうか？　その電話の直後、こんどはショートメッセージで、身体醜形恐怖症で苦しんでいることを打ち明けられた。

それまでアシュリーは、つねに自分の性別は女だと感じていたが、障害の問題のほうが圧倒的に大きかったので、それについてはだれにも話していなかった。だが、ついにそのことに向きあい、何らかの行動を起こすことが重要だという気持ちになったのだ。それは、人生において自分がコントロールできる数少ないことのひとつだった。

ドナは驚いたが冷静に受けとめた。これまで息子を守ってきたが、これからは娘を守ることになるだけだ。性別移行の手続きのために免許証、出生証明書、健康保険証など、多くの書類が必要だったが、ドナはそれらを揃えるために動いた。一方、ピーターはアシュリーの性別移行を受け入れることができず、言葉を交わさなくなってしまった。

性別移行の治療を始めるために、ドナはアシュリーを内分泌専門医のもとに連れて行った。医師から、あなたはまだその準備ができていないと言われて落胆したが、粘り強く食い下がった。その甲斐あって、六か月後、医師は彼女にテストステロン拮抗薬とエストロゲンの投与を開始した。胸がふくらんできたのは嬉しかったが、上半身の筋力が弱まり、体重も増えてしまったので、車椅子を電動式に替えなくてはならなかった。

「娘にとって、性別移行がもたらした変化が致命的な打撃になってしまいました」とドナは当時を振り返る。「病気がますます悪化していることを思い知らされたのです」。眼球は無意識に速く動くようになり、大好きだったオンライン・ビデオゲームで遊ぶことも、テレビを見ることも難しくなった。嚥下《えんげ》にも労力を要した。その間、ドナはアシュリーを連れて医者通いを続けた。いつか病名と原因が判明し、治療の道が開けるという希望を決して捨てなかった。シック・キッズの対象年齢を超えたところで、病院をマクマスター大学医療センターに変えた。

授業に出席するのは負担が大きかったので、アシュリーは履修科目を減らした。車椅子でトイレに行くのはもともと大変だったが、体のこわばりがひどくなるにつれて、ますます難しくなった。外出先のトイレで転んだときに失禁し、人に見つけてもらうまで二時間、床に横たわっているしかなかったこともある。

本当の自分の姿で

アシュリーがはじめて「自殺」という言葉を口にしたのは二〇歳のときだった。ドナはアシュリーにセラピーを受けさせた。ＬＧＢＴＱ２Ｓ＋〔レズビアン、ゲイ、バイセクシュアル、トランスジェンダー、クエスチョニング、クィア、トゥー・スピリット（男性性と女性性を両方兼ねる北米先住民族で認められているジェンダー）、その他の多様な性自認や性的指向〕のサポートグループの集会にも連れて行ったが、アシュリーは気乗りしなかった。車椅子では行きにくかったのも理由のひとつだった。

ジョージアン・カレッジを卒業すると、アシュリーは家に戻った。友だちはいたが、いちばんの親友は母親のドナだった。「何をするのも一緒だった」とドナは言う。しかし、アシュリーは引きこもりがちになり、母には娘が幸せではないことがわかった。

アシュリーは、まわりのみんなが前に進んでいるのに、自分はますます取り残されていくことに失望した。彼女にできたわずかな運動は、両足を揃えた状態で魚のように泳ぐことだったが、その能力さえやがて失った。泣くことも増えたが、泣くと呼吸ができなくなるのでそれは恐ろしいことだった。

痛みは絶えることがなく、ひどい片頭痛にも悩まされた。ドナは娘が痛みを忘れられるように医療用大麻を買い、マッサージ療法士を雇い、医師に新しい治療法を求めたが、どれも役に立たなかった。このころアシュリーはテレビの音を聴くことしかできなくなっていて、「ブラックホーク・ダウン」、「ワンス・アンド・フォーエバー」、「13ウォーリアーズ」の三本を何度も繰り返し再生した。屈強な健常者が困難な仕事を成し遂げるストーリーを聴きながら、彼女は眠りについた。「わたしの部屋は娘の部屋の隣だったから、セリフを全部覚えてしまった」とドナは言った。

✝

アシュリーがいちばん心配していたのは、実の兄のジョナサンと、異母姉妹（ピーターの連れ子）であるトビーとダニエルが、自分と同じ病気を発症するのではないかということだった。せめて医師が自分の病気に名前を付けられるときまで生きたいと願った。そうすれば、きょうだいが同じ病気になったとき、自分が治療方法を試す実験台になれると思ったからだ。だが、医師から「この病気は遺伝性のものではなく、あなただけのものです」と告げられたとき、心の中で何かが変化した。生きたいと思う気持ちがなくなり、死にたいと思うようになった。

アシュリーは本当の自分の姿で、つまり女性の体で死のうと決意した。ドナは娘をモントリオールに連れて行った。当時、そこがカナダで性別移行手術を受けられる唯一の場所だったからだ。医師たちは手術は可能だと言ってくれたが、ドナには不安があった。形成された膣口《ちつこう》の形状を維持するためには、一日に何時間もストレッチなどのケアをする必要があったからだ。健常者にとっても大仕事なのに、体を動かすことさえままならないアシュリーにはほとんど不可能だろう。アシュリーの落胆は大きかった。「娘は何かを欲しがるたびに、〝きみには無理だ〟と言われ続けたのです」とドナは言った。

†

問題はほかにもあった。アシュリーが性移行治療を始める少し前、ドナがポールと再婚した。自分の子どもたちと疎遠だった彼は、最初のうちはドナの娘であるアシュリーを支えてくれた。しかし、アシュリーがドナへの依存を高めるにつれ、ポールの怒りが増大した。「わたしがアシュリーを気づかうことに嫉妬したんです」とドナは言った。

アシュリーに何かあるとドナは深夜でも飛び起きて世話をしたが、ポールはそれが気に入らなかった。彼女の世話をするために、友人とのパーティーを途中で退席しなくてはならないのも不満だった。

週末になると、ポールは自分のコテージで家族と過ごしたがったが、車椅子では中に入れない構造であることは気にしていないようだった。最終的にはデッキにつながるスロープを作ったが、バスルームは改造しなかったので、アシュリーはホースを使って庭で体を洗わなくてはならなかった。彼女にとってそれは屈辱的で、特にトイレで不手際があった場合は悔しさが募った。ポールは性別移行のことも快く思っておらず、ピーターと同様、アシュリーの気持ちを理解することができなかった。

やがてポールは、家にだれもいないとき、アシュリーをあざけるようなことを言い出した。体重を嘲笑し、食べているものを批判し、言葉でいじめた。寝室に閉じ込めることさえあった。ドナはその話を、アシュリーが亡くなったあとで、訪問ヘルパーから聞かされた。それまでヘルパーが黙っていたのは、アシュリー本人が、ドナには話さないと約束させていたからだ。ただでさえ負担をかけているのに、さらに心配をかけたくなかったのだ。彼女は法的に成人に達していたので、ヘルパーはアシュリーの意向に従わなくてはならなかった。

✝

アシュリーは自死について考え始めた。車椅子に乗って自動車道路に飛び出そうか。いや、桟橋から転落してジョージアン湾で溺死するほうがいいだろうか。ナイフで手首を切ろうとしたこともあるが、それをやり遂げるほど手が動かなかった。

ある日、ドナが家に帰ると、アシュリーが医師と話をしていた。MAiDの評価をするための訪問だった。娘は母に内緒でMAiDの申請をしていたのだ。ドナはそのときのことをこう振り返る。「すっかり動顛《どうてん》してしまいました。家から飛び出して歩き続け、自分がどこにいるのかもわからないほどでした」

重い障害のある子どもを持つことは、どんな家族にとっても苦労が多い。ドナは文字通りその重荷を背負った。何度もアシュリーを車椅子に乗せたり降ろしたりする負担のため、両方の肩を手術しなくてはならなかったほどだ。子どもたちが幼いころ、ドナはラジオ放送の広告営業の仕事をしていたが、アシュリーが大学を卒業して家に帰って来たときに仕事を辞めた。病気が進行しており、二四時間付き添う必要があったからだ。ドナはアシュリーのセラピストであるアレックスに自分のことも診てもらい、抗不安薬のロラゼパムを服用し始めた。

地元の医師がアシュリーのＭＡｉＤ申請を退けたとき、ドナは安堵したが、アシュリーは、決定の変更を求める手紙を書くと言い張った。自分にまだ同意能力があるうちに、自分がまだ自分であるうちに、なんとしてもＭＡｉＤを提供してもらわなくてはならないと考えたのだ。もう自分では手紙を書けなかったので、ドナに口述筆記してもらわなくてはならなかった。手紙の一部を紹介しよう。

> わたしは自分が望む方法でこの世界から旅立ちたいという願いを却下されました。死にたいと思う理由を理解してもらえませんでした。もうこんな人生はたくさんです。これは人生といえるようなものではありません。これ以上、検査も診

断も受けたくありません。毎日痛みの中で生きています。あまりの痛みに耐えられない日もあります。疲れた。疲れ果てました。……いつか自分が自分でなくなってしまいそうで怖いのです。ベッドに横になっても痛みは和らぎません。四時間以上続けて眠ることができません。脳が収縮しています。食べたり飲んだりすると息が詰まります。声を出してはっきり話すこともできません。もうすぐ声がまったく出なくなるでしょう。

†

アシュリーはこの状況を兄のジョナサンと話した。選択肢は三つだけだった。

一つは、自死すること。不可能ではなかったが、失敗する怖れがあったし、残された家族が否定的な目で見られるのではないかという心配もあった。

もう一つは、何もせずに耐え、病気が自分を食い尽くす自然死を待つこと。これも彼女の家族、特にドナにとって耐え難い選択肢だった。娘の自分が植物状態になってしまったら、母親も自分自身の命を生きられなくなる。アシュリーには、ドナが片時もベッドサイドから離れられなくなることがわかっていた。どこにも出かけられなくなるし、孫と遊ぶこともできなくなるだろう。

アシュリーには怖れもあったが、ＭＡｉＤが残された唯一最善の選択肢であることを知っていた。この方法なら、彼女自身も、ほかのみんなも、最期の迎え方をコントロールできる。アシュリーはセラピストのアレックスに、「母が生きられるように、わたしは自分の命を手放すと決めたの」と語った。「母が自分の命を無駄にしないよう、お願いだから力を貸して」

娘の手紙を口述筆記しながら、ドナはその言葉の中に真実の叫びを聞いた。アシュリーは逝きたがっている。断腸の思いで、ドナは娘が死ぬのを助けなければならないと覚悟を決めた。母と娘はＭＡｉＤについてネット検索してジュリー・キャンベルを見つけ、ジュリーがわたしを見つけたのだった。

患者の希望に寄り添うための努力

最初の評価はiPhoneのフェイスタイムを使って行った。当時としては、わたしにとってもはじめての試みだった。アシュリーから、心臓と肺はまだ機能しているという医師の診断を聞かされた。彼女が喉を詰まらせるか呼吸できなくなるまで、彼らはＭＡｉＤを承認しないのだろう。「訴えられるのを怖がっているんです」と彼女は言った。

わたしは、喜んであなたにＭＡｉＤを提供する、あなたの要求の正当性を証明するために努力すると伝えた。

そのためにはまず、彼女の自然な死が、もっとも広義の意味で合理的に予見可能であることを確認する必要があった。病気の予後については、マクマスター大学医療センターで彼女を長年担当している発達神経科医のタルノフスキー医師の助けが必要だった。タルノフスキー医師はアシュリーの状態について、悲惨な予想を聞かせてくれた。「完全看護が必要な植物状態を一〇〇とすれば、いまの状態は七五をはるかに超えている」と言った。「あと五年とか一〇年で、一〇〇になるかしら？」とたずねたら、「それは確実ですね」という答えが返ってきた。時間を長く取ればＲＦＮＤの定義に該当すると確信できたので、話を先に進めることにした。

わたしはマクマスターのＭＡｉＤ責任者であるアンドレア・フロリックに電話した。アシュリーの家はこの病院から二〇〇キロ離れているが、病院には彼女にＭＡｉＤを提供できる設備があるだろうか？　それをたずねたのは、アシュリーにとってはこの病院が拠点であり、そこでＭＡｉＤの提供を要請するのが理に適っているからだ。

「まだないんです。でも、いま実現に向けて動いているところです」という答えが返ってきた。わたしは彼女の中に自分と似たスピリットを感じ、難しいことにも臆せず挑戦する人という印象を受けた。数年後、別件で対面したとき、その直感が正しかったことを確認することになる〔237ページ参照〕。だがそれは先の話だ。いまは、アシュリーにＭＡｉＤを提供するための場所を見つけなくてはならない。

わたしは思い切って、自分のホームグラウンドである女子大学病院の臨床倫理委員会《レビュー・チーム》に相談した。わたしはこの病院を地元の医師が安心して患者をゆだねられる病院にするために奔走してきた。それでも若干の躊躇があったのは、アシュリーの住まいはこの病院の管轄区域から遠く離れていたし、病院側も、MAiDを忌避する医師や施設が患者を送り込む便利な場所になってしまうことを嫌っていたからだ。

だが幸いなことに、病院はアシュリーの要請を承認し、家族にも精神的サポートを提供してくれた。アシュリーのMAiDは二〇一八年一月一六日に実施することが決まった。この病院で生まれた娘がこの病院で死ぬと決まり、ドナは運命めいたものを感じた。

死にゆく人に寄せる家族の思い

アシュリーにとって心残りは、ダンスパーティのドレスを一度も着られなかったことだ。それを知った友人たちが、彼女の最後の誕生日――二八歳の誕生日――に、プロムらしくドレスアップしてパーティーを開いてくれた。車椅子のアシュリーはウェディングドレスを着ていた。以前、車椅子を利用している人のためのファッション・ショーでモデルを務めたときに着たドレスだった。自分が死んだら、これを着たまま埋葬してほしいとアシュリーは言った。

しかし、その言葉に反して、MAiD当日のアシュリーは、女子大学病院が用意してくれた部屋に、黒いドレスと黒革のブーツという出で立ちで登場した。ドナの言葉を借りれば「完全なゴス・スタイル」〔黒を基調とする神秘的で退廃的なファッション〕だった。ヘアスタイルをばっちり決めてくれたのはトビーだ。アシュリーが顔を黒いレースで覆いたいと言ったので、ドナはベールを調達するために大急ぎで駆け出した。おむつではなくきちんとした下着を着て死にたいという娘のために、ドナはセクシーな黒いパンティーも買っていた。

✝

吹雪の中、車を走らせて病院に駆けつけたドナ、ジョナサン、トビー、ダニエル、そしてドナの親友のジャッキーが部屋に入って来た。みんなかなり緊張していた。道中、時間に遅れるのではないかと心配したらしい。わたしは彼らに、あなたたちが揃うまで何も始まらないのだから、あわてる必要は全然なかったと伝えた。

あとで知ったのだが、前夜、アシュリーの義父であるポールが、家族に怒りをぶちまける一幕があったらしい。前年の暮れに、ドナはポールに家から出て行ってほしいと訴えていた。夫の行動に我慢できなくなったのと、最期の数週間はアシュリーのためだけに集中したかったからだ。だが彼は家に留まった。アシュリーもポールに、自分が死ぬとき、あなたにはその場にいてほしくない、ときっぱり伝えていた。だが、この朝、彼は車を走らせて病院に駆けつけ、部屋の外の廊下で所在なく過ごしていた。

そんな気持ちでその場にいたのはポールだけではなかった。アシュリーの生物学上の父親であるピーターもやって来ていた。激しい家族間のドラマが進行していたのだ。

アシュリーが子どものころ、彼女を担当した理学療法士がドナに、アシュリーの頑固さと粘り強さを称賛し、この気質は彼女がこの世界を生き抜いていくのに役立つだろうと言ったことがある。アシュリーはその頑固さを最後まで貫いた。

過去六年のあいだに、ピーターは何度かアシュリーに連絡を取ろうとしたが、彼女は頑として応じなかった。彼女がもうすぐ死ぬと知って、ピーターは再会のためにいっそう努力した。彼女とドナに謝り、別れを告げたかった。アシュリーの決断を受け入れるということも伝えたかった。彼は家を訪ねて来たが、アシュリーは会おうとしなかった。そしていま、ピーターは病院のコーヒーショップに座っている。

アシュリーは父を赦したくなかった。彼のせいで、自分の障害について罪悪感を覚え、自分には価値がないと思うようになった。彼は彼女の母を傷つけた。そんな彼が土壇場で赦しを求めている？　残念だが、それはない。

✝

家族がアシュリーを抱き上げてベッドに寝かせ、彼女が可愛がっている犬のライリーと猫のセーラムの写真がプリントされた毛布を肩まで掛けた。姉妹の一人が、iPadに「ブラックホーク・ダウン」を用意していたが、珍しくアシュリーはそれを見たがらなかった。

家族が泣いているのを見て彼女も泣いた。

アシュリーがロラゼパムを欲しがったとき、ドナがわたしに、あげてもいいかとたずねた。「彼女が望んでいることは何でもしてあげて大丈夫よ」とわたしは答えた。

アシュリーが怖がっているのが、わたしにもわかった。しかし彼女の決意は固かった。隣の部屋にいた家族がさらに二、三人、アシュリーに別れを告げるために入ってきた。ダニエルの夫、キャメロン。ジョナサンのガールフレンドのミーガン。そしてトビーのボーイフレンド、マーク。マークがアシュリーに言った。「あなたのお姉さんのことはぼくが守りますから、心配しないで。彼女と結婚します」。ジョナサンが「それって、プロポーズなの？」と突っ込みを入れ、アシュリーが笑った。

人生を取り戻す医療介助死

ついにその時が来た。アシスタントとして、聡明で実直な看護師のマリアが入ってきて自己紹介をし、薬品を投与するための点滴チューブを二本セットした。手際のよさと自信に満ちた態度でまわりに安心感を与える人がいるが、マリアはまさにそんな人だった。彼女の登場で、みんなが気持ちを楽にしたことが感じられた。

わたしは薬を用意し、アシュリーが同意書に署名した。だれが操作してくれたのか、アシュリーが好きなスコーピオンズの名曲「ウィンド・オブ・チェンジ」が部屋に流れた。ドナがベッドに腰をおろした。ジャッキーがアシュリーの片方の手を握り、ジョナサンがもう片方の手を握った。最初の注射でアシュリーは眠りに落ちた。三本目の薬で、ジョナサンは彼女の脈が止まったのを感じたと言った。わたしは彼女が息を引き取ったことを確認し、家族に告げた。

†

ややあって、ドナは、痛みを訴えていないアシュリーの顔をはじめて見たと言った。そう言った瞬間、彼女が泣き崩れてしまったことにわたしは驚いた。アシュリーの人生を支えた強固な支援者、彼女の死ぬ権利の強力な擁護者が、息を詰まらせながら号泣した。

ドナは後日、「最後の最後でアシュリーが死を思いとどまると、心のどこかで思っていたんでしょうね」と語った。「娘はわたしの人生そのものだったから、あなたが死亡時刻を告げたとき、怒りで心がいっぱいになったの。希望が潰《つい》えた気がして、〝わたしを置いて行くなんてひどい〟って叫んでしまった」

†

ＭＡｉＤが終わると、医師は検死官に電話しなくてはならない。手続きに瑕疵《かし》がなく、死が合法であることを確認してもらうためだ。ＭＡｉＤがはじまった直後は、検死官が州に三人しかいなかったため、折り返しの電話があるまで、わたしは遺族と一緒に、あるいは一人きりで、遺体のそばで長時間待たされることが多かった。看護師たちをねぎらったり、亡くなった患者との時間を思い出したりして過ごしたものだ。家族はわたしに何か話をしてほしがっているのだろうか、だまってそっとしておいてほしいのだろうかと迷うことも多かった（それなりに悩ましい問題だった）。

アシュリーが亡くなった日、その待ち時間はとりわけ辛いものになった。その間ずっと、ドナは心を静めることができず、息をすることさえ難しそうだった。アシュリーの遺体に白布を覆うことも許さなかった。たとえ唇が紫色になっても、いつまでも娘の顔を見続けていたかったのだ。

✝

コリングウッドに帰る二時間の車中、だれも一言も言葉を発さなかった。ようやく家に着くと、ドナはアシュリーの部屋に駆け込み、ベッドに身を埋《うず》めた。

✝

数日後、葬儀が行われた。参列した大勢の人が部屋を埋め尽くし、通りに溢れ出た。アシュリーのセラピストだったアレックスが追悼の辞を述べた。「アシュリーは怒りっぽく、要求が厳しい人だったかもしれません」とアレックスは話し始めた。

しかし、アシュリーは勇気があり、責任感があり、親切な人でした。ついに名前もわからなかった病気を抱えて生涯を送りました。しかもそのほとんどの期間を、自分には受け入れられない体で過ごしたのです。

彼女はその事実を直視し、それに名前を付け、その状況に屈することを拒みました。つねに死を意識していましたが、恐れにつぶされることはありませんでした。だからこそ他者の苦しみに心を寄せることができたし、彼女に話を聞いてもらう人は安心して心を開くことができたのです。

何年も偏見にさらされ、恥じ、孤立し、絶望し、自ら命を断つことを考え続けなくてはなりませんでした。

でも、ようやく死の介助を受けられると知ったとき、心の霧が晴れ上がりました。それはきっと、孤独と恐怖の中で死と向きあっていたときには得られなかった、彼女にふさわしい尊厳を勝ち取った瞬間だったに違いありません。


そう、これがＭＡｉＤだ。これこそ、わたしが死の介助という仕事を続けられる理由の一つなのだ。ＭＡｉＤは確かにだれかの命を奪う。しかしその前に、ＭＡｉＤはその人の人生を取り返す。

第5章 緩和ケアと医療介助死

独学プログラムの無念の延長

二〇一六年末、MAiD独学プログラムは第三段階に入った。わたしは週に二回、トロントの北二〇キロほどのマーカムにあるサウスレイク地域健康センターに通い、在宅診療・緩和ケアチームのもとで学んだ。

それはごく控えめに言っても活気があるチームだった。若く優秀な八人の医師たちが、入院患者と在宅患者への緩和ケア、全診療科目（小児科を含む）を対象とする在宅診療を行うだけでなく、センターで働くほかの医師たちの求めに応じてコンサルテーションも行っていた。

八人は地元に在んでいて、小さな子どもの親でもある。センターで行っている多くの仕事を、看護師と力をあわせてこなすほか、診療エリアが広い病院なので、地域在住の看護師とも密接な協力関係を築いていた。

ここに来る前に見たサニーブルック健康科学センターの乳がんクリニック〔27ページ参照〕と同様、ここでも看護師が患者の全般的状態を評価し、何が必要かを医師に進言する。指示書を書くのは医師だが、それ以外はすべて看護師が行う。看護師の話をしっかり聞く医師なら、患者にあいさつするときには仕事の大半は終わっている。

サウスレイク地域健康センターは、大勢の人が頼りにし、人や物が慌ただしく行き来し、密度の濃い時間が流れる場所だった。

わたしは診察室から診察室へと早足に移動しながらノートを取り続けなくてはならず、一日が終わって家に帰るころには疲れ果ててしまった。週に二日だけでこのありさまだから、毎日そこで働く医師や看護師のプレッシャーを考えると気が遠くなった。しかも彼らは訪問診療も行っているのだ。

✝

八人のなかではハワード・チェン医師だけがＭＡｉＤ（医療介助死）提供医としての登録を行っていた。ある日、病院に向かっているとき彼から電話があり、ＭＡｉＤを申請した患者の評価をしてもらえるかとたずねられた。わたしはすぐに同意した。正直に言えば、あまり土地勘がなかったので無事に患者の家にたどり着けるか不安だったが、カーナビがあるから大丈夫だろうと信じて引き受けた。

ところが、走れども走れども目的の家が見つからない。燃料計がゼロに近づくにつれて不安が募った。そのとき行った評価の内容は忘れてしまったが、患者の家に着くころには燃料切れの警告が点滅していたのは覚えている。評価を終えて帰るとき、真っ先に最寄りのガソリンスタンドまでの道順をたずねた。なんとかたどり着くことができたが、わたし自身がガス欠状態に陥っていた。

そんな無理がたたったのか、ついに体が悲鳴をあげた。椎間板ヘルニアになったのだ。立ち上がろうとするだけで、太ももの裏側からふくらはぎまで痛みが走った。すぐに第四椎骨と第五椎骨の坐骨神経痛だとわかった。こうなると自分の足で立つことができない。足を引きずりステッキに寄りかかりながら、なんとかチームについて行こうとがんばったが、車の乗り降りさえできなくなり、サウスレイクでの自主学習はあきらめるしかなかった。全部で一年だった独学の予定が二年に延び、無念さで唇をかみしめた。

理想的なホスピス

サウスレイクでの自主学習を打ち切らざるを得なくなり、別の学びの場を探したところ、二〇一七年二月、オンタリオ湖の南西岸、ナイアガラ行政区のグリムスビーにあるマクナリーハウス・ホスピスを見つけた。

グリムスビーとその近隣のコミュニティ、そして農村住民に、入居型、通所型（デイケア）、在宅型のケアを基本的に無料で提供している非営利のホスピスだ。

対象人口約一〇万人に対し、入居施設には六つの個室がある。人口一〇万人当たり六床というのは、まさにわたしが考えるホスピスの望ましい標準ベッド数だ。残念ながら大規模拠点の多くはその数を大きく下回っており、トロントも当時、人口三〇〇万人に対して一二〇床だった（一〇万人当たり四床）。

地域に根づいた運営を行っており、近くにあるウェスト・リンカーン記念病院のほか、ハミルトン健康科学センターやオンタリオ州の福祉サービスともうまく連携している。この地域では、ホームドクター、病院、マクナリーハウス・ホスピスの協力体制によって、高度な緩和ケアが提供されている。

†

わたしはこのホスピスで、ナイアガラ・ウェスト緩和ケアチームが毎週月曜日に開いているミーティングに参加した。近隣の医師や看護師、ケアマネージャー、グリーフ・カウンセラーなどから成る組織横断型の医療提供者チームだ。ホスピスだけでなく、病院や長期ケア施設とも連携して融通無碍《ゆうずうむげ》の活動をしている。

ミーティングを主宰するデニース・マーシャル医師は、このチームとマクナリーハウス・ホスピスで緩和ケアに携わっているほか、大学で学生に緩和ケアを教えてもいる。

彼女はミーティングの冒頭で、いつも参加者の士気を高めるような話をする。わたしがはじめて出席したときは、T・H・ホワイトの『永遠の王』の一節を読み上げた。魔法使いのマーリンがウォート（のちのアーサー王）に語った言葉だ。

「世界がなぜ動いているのか、何が世界を動かしているのかを学ぶがよい。学ぶことによってのみ、心は疲れず、孤立せず、苦しまず、怖れず、疑わず、後悔することがない。学びはあなたの前に開かれている。学ぶべきことがいかに多いか、目を開いてよく見るがよい」

みんな神妙に聞き入っていたが、わたしは正直なところやや苛立った。いまさらそんな言葉をプロ集団に聞かせる必要があるのかと思ったからだ。

だが、このチームに加わって、だれよりも士気を高める刺激を受けたのは、かく言うわたしだった。

わたしがここで学んだのは二か月。その間、何回か半日の学習を体験しただけだが、自分が知らないということさえ知らなかった多くのことを学ばせてもらった。

†

ここでナイアガラ・ウェスト緩和ケアチームが行うミーティングは、月曜の午後一時、ボランティアが用意してくれる温かいランチから始まる。じつは、はじめて参加したとき、このランチを思わず遠慮してしまったのだが、手痛い判断ミスだった。食べ物を分かちあうことは魂の栄養になる。家族的雰囲気の中で語らい、分かちあい、尊重しあいながらともに食することで、どれほど多くのことが成し遂げられるかを知って感銘を受けた。わたしのような初参加者が絶えないので、いつも全員が自己紹介したが、それでもすべての参加者が自由に意見を述べ、問題解決の方法を考える時間と気持ちの余裕があった。

メンバーはみな、びっくりするほど自主的に動いていた。彼ら彼女らは、患者を自宅から病院、病院からホスピスへと移す仕事を自発的に行った。その際、煩雑なペーパーワークの必要はなかった。看護師とケアマネージャーは、患者全員の週間記録とケアプランを共有しているので、次の展開を想定して事前の準備をすることができた。

✝

統計によれば、死期が迫った患者がホスピスで過ごす期間は通常三か月未満だ。わたしの経験では、それよりはるかに短く一〇日ほどだ。しかしマクナリーハウスには一年も暮らしている一〇代の患者がいた。そもそも彼がここにいたのは死期が迫っていたからではなく、車椅子で生活するための家の改築が終わるのを待つためだった。改築はやがて終わるのだから、ほかに長期介護の場がないなら、ホスピスを使ってもらえばいいではないかという発想だった。

そんなマクナリーハウスの平均滞在期間は一七日だ。患者を自宅からここに移すタイミングを見極めるため、チームは検査結果、臨床評価、患者の家族が自宅での介護に割けるリソース、そして緩和ケア行動スケール（ＰＰＳ）の低下状況などを、総合して判断している。

ＰＰＳというのは患者の症状の尺度として一九九〇年代に開発された診断ツールで、現在、がんや生活を制約するその他の病気について、世界中で広く使われている。病気の症状と深刻さ、歩行能力、セルフケア能力、食物と水分の摂取状況、意識レベルの五つの項目で構成されている。各項目は一〇〇点満点で評価され、患者の生命予後〔生活の質や治療の反応も含めた予測であって、残された時間だけを意味する「余命」とは異なる〕を予測するのに役立つ。

ＰＰＳが九〇〜一〇〇なら、病気であるにせよ患者は自分で何でもできる（このスコアになるのはがん患者のことが多い）。一方、ＰＰＳが三〇になると、患者はすべてに手助けが必要で、衰弱して寝たきりになり、まどろんだり無気力になったりする。経験上、そこまでＰＰＳが低下すると、通常三〇日以内に死亡する可能性が高いとされる。

わたしの経験では、急な衰弱や病状の急変は夜間や週末に起こることが多い。痛みが激しくなったり、腸が異常を来《きた》したり、意識が混濁したりする。そんなとき介護に当たっている家族はどうすればいいのか？

ナイアガラ・ウェスト緩和ケアチームは、家族がそのような事態を予測するのを助け、どんなことに注意すればよいかを説明する。家族は心の備えができ、困ったときはだれにどんな助けを求めればよいかがわかるので、必要な体制を保ち続けることができ、無力感や孤独感に襲われることがない。

いよいよ終わりが近づけば、患者は自宅や病院からホスピスにスムーズに移ることができ、本人も家族も残された時間を心穏やかに過ごすことができる。患者だけでなく、家族全員が最後までケアされるのだ。別れの時が近いことを知らせてもらうのは、だれにとっても助けになるが、寝たきりの父親や錯乱する母親を自宅で介護している家族にとっては特にそのことが言える。

わたしはスタッフと一緒に医師の指示を確認し、患者の状態を観察し、必要と思われる対応を行った。スタッフの仕事ぶりは正確で、わたしはほとんど横で話を聞き、同意してうなずいているだけだった。ホスピスの居室に患者を訪ねると、慰めと安らぎを感じた。家族もくつろいでいて、ホスピスの内と外を自由に行き来していた。患者はここで死を迎えるが、必要なケアからこぼれ落ちる人はおらず、死を恐れている人もいなかった。もちろん悲しみはあるが、ちょっとした雑談や笑いもあり、憂鬱や無力感とは無縁の静けさがあった。

†

ナイアガラ・ウェスト緩和ケアチームの注目すべきもう一つの特長は、およそ一三〇人のボランティアの存在だ。正職員と同じようにきっちり組織化されており、四時間シフトで午前八時から午後八時まで働き、患者や家族の受け入れや説明を行っている。彼らが職員を助け、訪問客の世話をすることで、職員も患者も負担が軽減されている。ボランティアがいなければここの仕事は成り立たないとデニースは言う。頻繁に差し入れられる焼き菓子や月曜のミーティングのスープも、全員を大いに力づけている。

マクナリーハウス・ホスピスで過ごした時間の中で、わたしがいちばん好きだったのは、デニースと献身的な看護師と一緒に、田舎に住む患者の家を訪問することだった。この二人にカーナビは必要なかった。すべての農場、すべての小道、地元の歴史を知り尽くしていたからだ。彼らは、病院嫌いの頑固な農民をなんとか病院に連れて行こうと奮闘したことなど、思い出の数々を聞かせてくれた。二人は地元の人びとの暮らしを熟知しており、土地に根づいた人びとのたくましさに深い敬意を抱いていた。

わたしが看護師から医師に転身した理由

グリムスビーの農場を訪問するとき、わたしは自分が子ども時代を過ごした農場を思い出した。わたしはオンタリオ州の南部、ハミルトンから五〇キロほど離れたところにある農場で、干し草とオート麦と小麦に囲まれて育った。

家は丘の上、年老いた樫の大木の下にあった。わたしはこの家のすべてが好きで、魔法のような魅力を感じた。家族や宿泊客が共同で使う開けっぴろげな二階の寝室と、そこに上がるための二つの階段が好きだった。床の格子から、下のキッチンで大人たちが話している様子を覗くのが好きだった。キッチンに置かれたブリキのバスタブも大好きだった。週に一度しか使わなかったが、わたしにはちょうどよかった。

学校にいるとき以外、わたしたち三姉妹――一歳上のメアリー・ルー、わたし、三歳下のジョイス――は畑の草むしりをしているか、コンバインに乗って小麦やオート麦、家畜の飼料になるクローバーを収穫した。父が運転するトラックに干し草の俵を並べてその上に座り、女王様のような気分で納屋に戻った。わたしたちは一時《いっとき》たりともじっとしていない賑《にぎ》やかな子どもだった。

✝

八年生のときわたしは卒業生総代となり、その時点ですでに大学に進学することを決意していた。学校で学ぶのが大好きだったのだ。

家の経済力を考えればそれが贅沢だということもわかっていたので、高校卒業が近づいてきたとき、恐る恐る父に授業料の相談をしたが、一顧だにされなかった。「うちには三人の娘がいる」と父は言った。「二人は勤めていて、給料の一部を家に入れているが、おまえはそうじゃない。高校を卒業するまではここに住んでもいいが、授業料は出さん。そもそも何をしたいんだ？　姉さんや妹は手に職をつけて稼いでいるが、おまえがやりたいのはそういうことじゃないんだろう？」

幸いなことに、マクマスター大学には看護学校があり、四年間の学費が免除される奨学金制度があった。何を学ぶかより、借金せずに学費を払えることのほうが重要だった。奨学金を申請したら、幸いにも受理された。そのとき将来の仕事が看護師に決まった。

✝

大学に入学した一九六一年、製鉄所で働いていた六八歳の父が、機械修理の作業中に心臓発作を起こした。父はわたしが実習生として働いていた病院に運び込まれた。仕事の油と砂利で汚れている父を見た看護師長が、医師が来る前に父の体を洗うよう、看護助手に指示した。わたしは彼女の思いやりを忘れることができない（父は六週間後に無事退院することができた）。

✝

看護学校での学びは順調だと自分では思っていた。ところが三年目、実際の看護が本格的に始まったときに指導教官に呼び出された。彼女はわたしが犯した失敗を列挙し、看護師としての適性に懸念を表明した。たとえば、患者の髪をまとめるスキルがなっていないと指摘し、細かいけれど重要なことをおろそかにする態度は問題だと叱った。

刑務所から搬送されてきた患者に対し、薬物の投与量を間違うという重大なミスを犯したこともある。彼が担架に手錠でつながれているのを見て動揺したせいかもしれない。このミスはライバル関係にあった病院所属の看護学生たちに知られ、大学から来ている看護師の評判を傷つけてしまった。

教官から、「人の世話をする必要が少ない職業を考えたほうがいいのでは？」とまで言われたが、「石に噛りついてでもやり抜きます」という答えが飛び出したのには自分でも驚いた。

✝

看護学校を一九六五年に卒業したあとは、看護師不足に悩むオンタリオ州で仕事にありついた（この州の看護師不足は現在も続いている。パンデミックの前でさえ、人口当たりの看護師の数はカナダでもっとも少なかった）。最初の仕事は、病院の主任看護師として、勤務スケジュールの管理と監督を行うことだった。実際の看護の仕事ではなく、管理と事務の仕事だが、学生時代に能力を認めてもらえなかった病院に職を得たことが勝利のように感じられた。

その後、訪問看護師になれる機会が訪れたとき、わたしは飛びついた。病院とハミルトンのコミュニティをつなぐ連絡役だが、独立性のあるその仕事が大いに気に入り、街中を歩き回った。

その仕事を始めるとすぐ、人びとの苦しい暮らしの現実が目に飛び込んできた。訪問したある家では、そこらじゅうがホコリと汚れにまみれていて、鞄を置くのに持っていた新聞を広げなくてはならなかった。農場で鍛えられた背筋は、床の上のマットレスで寝ていた人の清拭をするときに役立った。なぜか多くの家にあった試供品の石鹸の匂いが嫌いになった。

だが、多くの人と関わるなかで、彼らのことが大好きになった。四五年経ったいまでも、わたしはスミス夫人のスパゲティ・ソースのレシピを持っている。

†

次の仕事は、看護学校の一年先輩である友人のドロシー・プリングルが紹介してくれた。彼女はレイクショア精神科病院に就職していた。トロントのウォーターフロントにあって、築百年の赤レンガ造りのビルが複数ある病院だ。

当時、この病院は退院した患者のためのアフターケア・プログラムを立ち上げようとしていた。女性患者のプログラムを担当していたドロシーが、男性患者のプログラムの責任者としてわたしを売り込んでくれたのだ。採用されれば、わたしはそのプログラムだけでなく、職員全体の業務調整やグループミーティングの運営など、全般的な責任を負うことになる。

さすがに精神医学は飛躍しすぎだろうと思った。看護学校時代に精神医学を学んだのは、ナイアガラ断崖にある病院での二か月間だけで、それはオリヴィア・デ・ハヴィランド主演の一九四八年のハリウッド映画『蛇の穴《ザ・スネーク・ピット》』が描いた過酷な病院を少し上品にしたような場所だった。

それでもレイクショア精神科病院からの誘いに応じたのは、もっとトロントに留まっていたいと思う個人的な理由があったからだ。新しいボーイフレンドができたのだ。出会ったのは大学四年生のときで、マクマスター大学の「雪の王女《スノー・プリンセス》」に選ばれて有頂天になっていたころだ（その話はまた別の機会に。黒いベルベットのイブニングドレスを手縫いしたことは認める）。

この病院で、わたしの学習曲線は一気に上昇した。集団療法《グループ・セラピー》のセッションを同僚と協力して進める方法を学んだ。偏執症の患者と一緒にいるときは逃げる経路を確保しておく必要があることを学んだ。その一方で、後《おく》れを取らないために必死で、無知を見抜かれないようにガードを固め、自信ありげにふるまった。なんとか取り繕えていると思っていたが、二年後、グループの共同リーダーだったドロシーから、やっと肩の荷を下ろせたみたいだねと指摘された。どうやら最初から見抜かれていたようだ。

✝

一九六八年にクラーク精神医学研究所（現在の名称は「依存症・精神保健センター」）から仕事のオファーが舞い込んだ。小さな入院病棟での看護師長のポジションだった。

わたしの仕事は、病院の中と外で働く看護師たちを管理しながら、生きづらさを抱えている子どもたち、移民の人びと、はじめて母や教師になった人たちをサポートすることだった。看護師たちとともに前例のない新たな機会を掘り起こしていくのは、わたしにとってもわくわくする体験だった。

しかし、わたしは一つ重要なことを忘れかけていた。それは、わたしに任されたアウトリーチ・プログラムは五年間の試験的な取り組みであるという事実だ。プログラムには、惰性で続いてしまわないように、あらかじめ終了時期も明記されていた。

開始から三年経ったとき、わたしは残り二年間の活動——つまりプログラムを成功裏に終わらせるための活動——を計画する会議を主宰する立場に立たされていた。

終わらせる？　思わず身震いした。この申し分のない日々が終わる？　そうなったらどうすればいいのだろう？　会議に出ていても、心ここにあらずの状態になった。病院でおとなしく医師の指示で動く看護師に戻るには、わたしはあまりにも多くのことに首を突っ込みすぎ、体験しすぎていた。間違いのない唯一の解決策は、自分が医者になることだった。

†

母校のマクマスター大学で学ぶのが当然の選択と思えたので面接を受けたが、入学は許されなかった。新設されて間もない医学部課程は、医学以外の分野ですでに実績のある学生を集めようとしていた。看護師のわたしは、マクマスターの卒業生であったとしても、条件に適わなかった。

次の志望校であるトロント大学に入学するために手を尽くし、精神医学科の教授と勤務先の上司に頼み込んで推薦状を書いてもらった。二人の助力のおかげて、トロント大学が入学を認めてくれた。ただし、必須科目である有機化学と数学で条件が付いていた。どちらも学生時代に逃げ続けていた科目だ。その夏、ウェスタン・オンタリオ大学（現在はウェスタン大学）に通い、両方のコースを六週間フルスピードで履修した。このときほど熱心に勉強したことはない。入学に必要な単位を辛うじて取得し、晴れてトロント大学に入学することができた。

医学部で三年間学び、一年間インターンシップを行ったのちに、めでたくホームドクターになることができた。以来五〇年近く、仕事を続けていまに至っている。

だが看護師としての経験は、記憶からも、医師としての仕事からも、決して消え去ることはない。父が倒れたとき、汚れた体に手を置いて清拭を指示してくれた救急医療室の看護師が、わたしにとって人をケアするときの模範だ。

だからわたしは、医師の仕事の領分を超えても、必要な行動をためらわない。患者のベッドが汚れたとき、看護師の手がふさがっていたら、ためらうことなく自分できれいにする。手が汚れると困ることもあるので、それも良し悪しだとは思うが、せっかちは美徳にもなり得ることをわたしは知っている。

孤独な寝たきり状態を避けたい

自分語りが長くなりすぎた。話をマクナリーハウス・ホスピスでの独習プログラムに戻そう。

デニースと献身的な看護師と一緒に訪ねた農家で、わたしは患者の家族が行っている臨機応変な介護をたくさん見た。デニースと看護師のペアはいつも思いやりがあり、介護に当たる家族（たいていは娘たち）に何がいちばん大変かと訊くのを忘れなかった。最初は苦労話をしたがらなかった人も、しだいに打ち明けてくれるようになるのがお決まりのパターンだった。

わたしは自分が訪問看護師だったころのことを何度も思い出したが、この二人と一緒にいるときほど、善良な心から生まれる力を感じたことはなかった。わたしは二人から、スキルを教わっただけでなく、患者への深い敬意をもって終末期医療が行われるときに何が起こるかを見せてもらった。

実際、わたしたちは患者にMAiDの話を一度もしなかった。ナイアガラ・ウエスト緩和ケアチームのやり方は間違いなく機能していた。患者は自分らしい死を迎えることができ、外部からの介入を要請する必要はない。すべての医師や看護師に、このようなチームとリソースが与えられれば、もしかしたらMAiDは必要なくなるのだろうか？

そんな条件が整うなら、必要なくなるかもしれない。実際のところ、死の介助を選ぶ人は少数だ。大多数の人びとは、もし可能なら、あのホスピスで実践されていたような麗しい終末期ケアを望むだろう。

そのことに思いをめぐらせるとき、ＭＡｉＤが合法化されたことが緩和ケアやホスピスケアの向上につながっているように思えることは興味深い（これはわたしの主観であって、異論があることは承知している）。

✝

わたしの自主学習を締めくくるうえで、このホスピスは理想的な場所だった。理想は死の介助ではなくすぐれた緩和ケアだ。わたしはそれが行われている現場を見た。しかし、その理想に触れたことで、理想的なケアと圧倒的多数の人が受けている実際のケアとのあいだにあるギャップが見えたのも事実だ。

理想的なケアが困難な理由はたくさんある。都市は人が多すぎる、地方は人が少なすぎる、資金がない、人との繋がりがない独居高齢者が多い、政策が若年層重視で高齢者が置き去りにされている、社会全体が時間に追われている。

孤独な寝たきり状態は、高齢者がもっとも恐れる選択肢だ。「家で死なせてくれ」という声なき声が聞こえる。しかし、多くの人には選択肢がない。現代の医療は先進的な急性期医療に多くの資源を投入しているが、その結果が、みすぼらしく、サービスが行き届かず、足りないものだらけの長期介護施設なのだ（それを避けられるのは、あり余るほどお金がある富裕層だけだ）。

コロナ・パンデミックによって、この国の医療のお粗末さが露呈し、異常に高い割合で高齢者が死亡した。カナダの人口は高齢化している。状況が劇的に変わらない限り、このホスピスで行われているような称賛すべき緩和ケアは言うまでもなく、まともな慢性病ケアは、ほとんどの人にとって手の届かないものになってしまうだろう。

ここですばらしい緩和ケアチームと過ごしたことで、取り組むべき課題とゴールが見えてきた。

本当に選択肢はないのか

わたしはMAiDを申請した患者を評価する方法の開発に拍車をかけた。

緩和ケアのコンサルテーションのために標準化されたフォームは、積極的治療においても使うことができるし、MAiDの評価でも使うことができる。

そこには病歴と治療歴、現在の詳細な身体状態、それらの医学的レビューが含まれる。呼吸、排泄、痛み、気分、食欲、疲労などは段階評価して記入するようになっている。さらに患者の社会的経歴、精神面を含む現在のサポート体制、さらに患者本人や家族がどこまでがんばれるかも評価する仕組みになっている。わたしの場合は、ＭＡｉＤはすべて病院の外で行うので、コミュニティから得られる支援、すなわち看護師、介護士、家族以外の手で行われる障がい者支援などの評価も必要だ。

ＭＡｉＤにおいて、このような標準的フォームは活用されているだろうか？　そもそも存在するのだろうか？　このフォームが求める情報を入手するために、わたしは患者を長年知っている医師とも話をする。

こうした情報を収集したら、それをふまえて、患者の要望の背景にあるものを探るために、さらに詳しく話を聞く。死の介助を要請するに至った患者の価値観、怖れ、期待に耳を傾ける。人生の目的、自分の最期を自分でコントロールしたいという思い、尊厳を求める気持ちなどは、ＭＡｉＤを望む態度と矛盾してはいないか？　患者の希望に賛成なのはだれか？　反対なのはだれか？

ＭＡｉＤの実施に向けた計画は患者と対話しながら作成していく。その際、主導権は患者にある。そういう気持ちで進めるだけで患者の怖れが軽減されることがある。患者は安心を得るだけでなく、いつでも「もう死なせて」と言えると知ることで、もう少し地上の旅を続けようという気になることさえあるのだ。

わたしは絶対に患者にＭＡｉＤを急がせない。なぜ死の介助を望むのか、なぜいまなのか、その理由に納得できるまで事を進めたくない。ＭＡｉＤに代わる選択肢を見つけて紹介し、患者がそれを拒むなら、なぜ受け入れられないのかを理解しようと努める。患者を見守り続け、患者の声を聞き続けた末に、死だけが苦しみと衰弱から逃れる手段であることがついに明らかになったとき、そして患者が確かに死を望んだとき、そのときはじめて、彼らの命を終わらせるために手を差し伸べる。

第6章　シーラ

言葉を失いかけていた女性

二〇一七年一月、ＭＡｉＤ（医療介助死）の提供を始めてから半年ほど経ったころ、わたしはそれまでとは次元の違う難しい問題にぶつかった。認知症患者のＭＡｉＤという問題である。それは長く続く影響をわたしに与えたが、立法制定者にとってもきわめて重大な問題となっている。

人びとはたとえ認知機能を失っても――というか、失ってしまったときのことを思うとなおさら――人間としての尊厳を保ち、自らの運命をコントロールしたいと考えている。高齢化が進んでいる現状を考えると、認知症患者のＭＡｉＤに関する法律を整備することは喫緊の課題といえる。

シーラはまだ六八歳だったが、認知症の一種である原発性進行性失語症と診断されていた。彼女はすでに言葉を失いかけていた。母親もアルツハイマー病を患ったので、シーラはこれから自分がどうなるかを理解しており、同意能力が残っているうちにMAiDを提供してもらいたいと望んでいた。パートナーとして六年一緒に暮らしている元歯科医のアランは彼女の願いを支持したが、娘のリサは断固反対という立場だった。シーラの医療面についてはリサが後見人だった。

†

はじめてシーラと会ったとき、認知症に特有の兆候はなかった。足取りがおぼつかないわけでも、人の腕につかまらなければ立っていられないわけでもない。身だしなみは整っていて、服も品良く着こなしていた。人と会うのを怖がる様子はなく、外見にも物腰にも不自然さはなかった。

一方、同席していたリサは見るからに動揺していた。あとで知ったのだが、シーラはわたしの訪問をリサに話していなかった。アランにも、リサには黙っているよう口止めをしていた。だがリサはそれを察知し、なんとしても母を死なせたくないという意気込みでその場にいた。

リサと弟のブラームはアランを信用しておらず、アランも二人の警戒心を感じていた。アランは、リサがシーラの世話を十分にしていないと考え、リサとブラームは、アランが母親を言いくるめて家族を引き離そうとしていると考えていた。たがいに、相手は金銭的思惑で動いていると疑っていた。はじめて訪問したとき、わたしはそこまで詳しくは知らなかったが、ピリピリした空気は感じた。

もっとも、子どもが親の決断や動機に異を唱えることは珍しくないので、特に動揺したわけではない。これまでにもそうした対立に巻き込まれることはあったし、話をまとめる交渉のスキルには自信もあった。

わたしが当惑したのは、リサもアランも――理由は違うものの――シーラは自分の願いを適切に表現することができないと決めてかかっていたことだ。彼らには過保護の傾向があるのだろうか？　わたしにはシーラは違和感なく周囲と調和しているように見えるが、そう見えるように本人が慎重にふるまっているからなのだろうか？　わたしはシーラと二人だけで話したいと頼んだ。

✝

二人だけになると、シーラは明らかに緊張した。口調がたどたどしくなり、目の前にいる医師は自分の話を理解してくれないのではないか、話の先を急かすのではないか、という不安を抱いていることがうかがえた。わたしは、必要なだけ時間をかけてくれて大丈夫だと言って安心させた。急ぐ必要は何もない。わたしは細心の注意を払って彼女の話に耳を傾けた。

かつてのシーラは、語彙が豊富で、洗練された表現で話した。自分でもそれを誇らしく思っていたが、一五年ほど前から、会話の中で「あれ」という言葉を頻繁に使っていることに気づくようになった。話題にしている物や事柄それ自体の名前が思い出せず、何でもかんでも「あれ」ですませてしまう。月日の経過とともにその傾向が顕著になった。

話の途中で何度もつかえ、言葉を思い出すのに苦労した。たとえば、「ニンジン」という単語を思い出せなかった。物の名前だけでなく、それが何のための物かも理解できなくなった。短期記憶も低下し、指示されたとおりに行動することに苦労した。運転しているときにヒントを出してもらわなければ、それが食べ物であることを思い出せなかった。よく知っているはずの道路で方向を間違えた。それらすべてが恥ずかしい、とシーラは言った。

まだ車を運転していると聞いて驚いたが、「決まった場所にしか行かないから大丈夫」と彼女は説明した。「道に迷ったら、心を静めて、知っている場所に出るまで、あたりを行ったり来たりするの。それかブラームに電話する。道路標識に書かれている通りの名前を伝えたら、息子が家までの道を教えてくれるわ」

心配になるような話だが、どこまでも自分であり続けようとする意志の強さを感じた。彼女の気概に触れて、悲しさと称賛が胸に込み上げた。

話しているあいだ、シーラはわたしの顔を見続けていた。この医者はたんに事実を書き留めているだけなのか、自分のみじめさをわかってくれているのか、絶えずチェックしていた（大丈夫、痛いほどよくわかっているから）。

わたしは彼女が発する一言ひとことに集中し、考えをまとめる時間を彼女に与えた。口を挟んで助け船を出したくなる衝動を抑えた。筋道の通った説明は、あとで家族から聞けばいい。いまはとにかく彼女の話を聞くことだ。「それで……あれが……だから……」。まとまらない話の中で彼女は、「わたしは……怖い」と言った。

医師が患者の話を聞くのは診断と治療計画の手がかりをつかむためだ。そうするよう教えられ、経験も積んでいる。話す目的は治療のためであって、患者の気持ちを理解することではない。そのため、患者の話の微妙なニュアンスを見逃しがちだ。

しかし、死を介助するという仕事では、それとは異なる態度と方法が必要なことをわたしは学びつつあった。この仕事をうまく進めるには、患者の心の奥にある動機を理解し、魂の声に耳を傾けなくてはならない。

忍び寄る認知能力の衰え

どんな障害にぶつかっても、自分の力で運命を切り拓こうとするシーラの決意に、わたしは自分と共通するものを感じた。彼女はモントリオールで移民の両親のもとに生まれた。家は貧しく、暖房のない冬を過ごしたこともあった。一四歳のとき、家の手伝いをするために学校を辞めた。その後ずっと、もっと上の学校に行きたかったという思いが残った。それを埋め合わせるために猛烈に独学し、本や新聞を貪《むさぼ》り読み、クロスワードパズルを解きまくった。

一九歳のとき、三年間つきあった恋人と結婚した。若い夫婦はトロント郊外のノースヨークに住んだ。夫は塗装と建築の会社を立ち上げ、飲み込みの速さには自信があったシーラは、パートタイムで会社の事務を取り仕切った。自信に満ちて美しい彼女のまわりには人の輪ができ、多くの友人を家に招いて楽しくもてなした。

「母はパーティーを仕切るのが上手で、誕生日パーティーは最高だった」とリサが話してくれた。シーラは外出好きで、映画や演劇、クラシックのコンサートなどにも出かけた。子どもの教育については、二人とも大学に進ませると決めていた。「進学することは決まっていて、何歳でどの大学に行くかだけが問題でした」

✝

一九九八年に夫に胃がんが発見された。家族はあらゆ手を尽くして病気と闘った。トロントの専門医に診てもらい、ニューヨークのメモリアル・スローン・ケタリングがんセンター〔がんの治療と研究で世界的に有名〕の門を叩いたり、日本まで足を伸ばして試験的療法を試したりもした。しかし、がんの進行を止めることはできず、診断からわずか七週間後に夫は亡くなった。

「母はすっかり落ち込んでしまいました」とリサは言う。「大胆で独立心が強く、人のためなら一肌も二肌も脱ぐような性格だったのに、すっかり抜け殻のようになってしまいました。ランチの約束みたいな単純なことさえ、決められなくなってしまったんです」

リサが結婚すると、シーラは娘夫婦と七か月間同居した。近くにコンドミニアムを購入したあとも、午後には決まってリサの家を訪ねた。リサにもブラームにも子どもがいて、シーラは孫たちを大いに可愛がった。シーラはそのころのことを、「久しぶりに生きているという気がした」と振り返ったが、リサは、「あのころからすでに兆候があったのかもしれません」と言った。

†

やがてある男性と出会い、いっしょに住み始めたが、長続きしなかった。その後、二〇一一年にアランと出会い、すぐ一緒に暮らし始めた。

「最初の二年は、すごく良かった」とシーラは言う。お互いに対等な関係だと感じられた。「でも、ここ四年ほどは違う」。自分は夫の「お荷物」でしかなく、「目的もない」人間だと感じる。特に最近の二年間は悪夢のようで、何か言いたいことがあっても、言葉を見つけるのにひどく苦労するようになった。アランはランニングやスキー、旅行が好きだったが、シーラはそうしたことへの興味を失っていた。すぐに疲れてしまうからだ。活発だった彼女が、すっかり無気力になってしまった。

シーラとアランはＭＡｉＤについて何度も話しあった。「シーラにしてもわたしにしても、自分がだれと話しているのかわからなくなったり、全然話せなくなったり、自分の人生を生きていると思えなくなったら、いつまでも生きていたくないという考えで一致していました」とアランは語った。「わたしたちは二人とも、母親が認知症で苦しむのを見ていますから」

†

シーラは二〇〇〇年に、はじめてモントリオール認知評価（ＭｏＣＡ）テストを受けた。紙と鉛筆で行う簡単なクイズで、所要時間は一五分、記憶と推論の能力を定量的に評価するものだ。このテストについては、トランプ大統領が満点を取ったと自慢したことがある。わざわざ大統領が言及したほどだから難しいテストを想像するかもしれないが、動物の写真を見て、どれがトラでどれがゾウかを答えるような内容だ。二〇〇〇年の判定では、彼女の認知機能は正常だったが、二〇一二年から一四年にかけて、ゆるやかな低下が認められた。

しかし、その後三年間、彼女はＭｏＣＡもＳＰＥＣＴ（単一光子放射断層撮影）も受けなかった。後者は機能不全に陥っている脳の特定領域を発見できる検査で、ほとんどの医師が経過観察のたびに実施したいと考えるものだ。脳の変化を追跡することは、病気の進行を予測し、悪化を食いとめるための薬を選ぶのに役立つ。
しかし、シーラは予想される悪い結果を恥じるあまり、あるいは怖がるあまり、検査を受けようとしなかったので、認知機能の衰えを把握することができなかった。これは認知症患者のあいだでは珍しくない回避行動である。

✝

話すのも一苦労のシーラだったが、MAiDを切望する思いは伝わった。彼女は「死にたい」という思いさえ口に出せなくなってしまうことを怖れた。「しくじる」心配がなければ、自分で命を絶つとも言った。そのとき、わたしはMAiDを提供し始めてまだ六か月しか経っていなかったが、無慈悲な苦しみから逃れる方法がほかにないと考える患者が自殺という選択肢を口にするのを、何度も聞いていた。それでも、この繊細そうな女性までが自死を考えていたことに驚いた。ここでもまた、彼女の強い決意がわたしの心を捉えた。
それはわたしが――わたしに限らず多くの人が――認知症になった自分、自分の心を失う未来、自分が自分でなくなることを怖れているからだろうか？　たぶんそうなのだろう。

✝

わたし自身、すでに八〇歳を超えた。コロナ・パンデミック発生前には、ボストンマラソンに九回出場し、女子の年齢別クラスで八回優勝した。おしゃべりを楽しむための夕食会をたびたび主催し、巨大なトレイでラザニアを焼く。毎年開くクリスマス・パーティーではゲストとキャロルを歌い、詩を朗読する。ヒューロン湖のジョージアン湾にはささやかな別荘があり、カヤックやガーデニング、素人大工を楽しんでいる。

そんな楽しみの数々がすべてなくなって、人生が灰色に塗りつぶされてしまったら、生きていながら蝶の標本のようになってしまったら、わたしだっていつまでも生きていたいとは思わないだろう。

認知能力の低下と医療介助死

わたしはシーラにMAiDを提供してあげたいと思ったが、いくつか克服しなくてはならない難問があった。第一のハードルは娘のリサだ。シーラが認知能力を失ったら治療方針の決定はリサに任されるが、彼女が見るところ、母親は認知能力に不安はあるものの、まだ元気で、人生をあきらめておらず、家族からも必要とされている存在だった。

第二のハードルは法律で、またもやRFND条項が問題だった。MAiD申請の要件を満たすには、自然死が合理的に予見できなくてはならないというものだが、シーラはこれに該当しなかった。アルツハイマー病は脳全体が攻撃され、最終的には身体の機能が停止してしまうが、失語症はそれとは違い、最初のうちは脳の一部にしか影響が現れない。首から下は、シーラはまったくの健康体だったのである。

その事実から、道徳的な意味で悩ましい第三のハードルが浮上する。シーラはあと三〇年生きられるかもしれない――言葉が理解できないこと以外は問題のない体に閉じ込められて。彼女はそんな人生を望んでおらず、わたしも彼女にそんな人生を望まなかった。その思いはMAiDの要件を満たすのだろうか？　このハードルは手強かった。わたし一人では越えることができないので、シーラの主治医の協力を仰がなくてはならなかった。

それが第四のハードルだった。シーラの医師であるサンドラ・ブラックは、アルツハイマー病に関するカナダでもっともすぐれた研究者の一人だ。この分野での学術的業績は伝説の域に達していて、わたしはよく、履歴書に載せる論文だけでも一五〇〇本はあるだろうと冗談を言った。彼女は二〇一五年以来、半年に一度のペースでシーラを診察していた。わたしが見る限り、シーラの病気は進行しており、はっきりと死への道筋をたどっていたが、この恐ろしい病気の治療に生涯を捧げているドクターは、わたしの見立てに同意してくれるだろうか？

†

これはシーラだけの問題ではなく、はるかに大勢の人に直結する問題だ。MAiD関連の法律は、二〇二一年にさまざまな変更が加えられたが、認知機能の低下をどう扱うかは、引き続き最大の論点の一つであり、今後もそうであり続けるだろう(議論の詳細はのちほど詳しく説明する)。

ともあれ、このときのわたしには、シーラの要請を受理するための材料が必要だった。シーラに、もう一度検査を受けて病気が進行していることが証明されたら申請が受理される可能性が高まるだろうと話したら、彼女は同意した。そこでわたしはブラック医師に電話した。

余談だが、彼女とはじめて直接話をしたとき、わたしは高速道路の上を走っていた。「運転中なので、スピーカーフォンで話しますね」とわたしは呑気に言った。「すぐに車を停めて!」とブラック医師に命令された。「電話しながら運転していたら、気が散って運転を間違うことは知っているでしょう?」

そう言われて道路に意識を向けたら、わたしの隣を何台もの車がビュンビュン追い越して行った。その瞬間、運転しながら大事な話を聞こうとした思い上がりを反省した。あわてて電話を切らせてもらい、次の出口で高速道路から降りて、田舎道の脇に車を停めてから電話をかけ直した。

†

わたしはシーラから受けた印象を話したが、ブラック医師の知識はわたしの想像をはるかに超えていた。たっぷり一時間、わたしは車の運転席で彼女の特別講座に集中した。言語連想や記憶喪失、認知機能に関係があるのは、脳の前頭葉と側頭葉のどの部分か。右脳と左脳は病気の自然な進行にどんな影響をおよぼすか。最終段階で患者が陥る、言葉がまったく失われた状態、何も理解できない状態とは、実際のところどういう状態なのか。

ブラック医師は、シーラにＭＡｉＤを提供することに反対はしない、と言ってくれた。それを聞いて安堵のため息が出た。彼女は続けて、シーラは治療方針に対する本人の理解と同意を確認する病院の審査会を通過できないかもしれないという見解を示し、シーラを助けるために審査会に同席してもいいとまで申し出てくれた。わたしは口には出さなかったが、そうなったら大量の知識が飛び交って、出席者は頭が痛くなるのではないかと思った。

ブラック医師はすぐに行動を開始し、評価や検査の手はずを整えたり、審査会の日程を決めたりしてくれた。アランからは状況を知らせるメールが定期的に届いたが、「症状の悪化が進んでいる」、「シーラが落ち込んでいる」、「絶望して取り乱した」といったことが書かれていた。

その一方でリサから、もう母には連絡しないでほしいという怒りの電話があった。いまはブラック医師が対応してくれていると説明したら、納得して電話を切った。わたしも安心した。事態はわたしの手を離れたので、祈って待つことしかできなくなった。

自分が自分でなくなったら

はじめてシーラと家族に会ってから四か月経った二〇一七年五月、アランがシーラの様子を知らせてきた。二人は、ストラトフォード・フェスティバル〔オンタリオ州で開催される国際的な劇場イベント〕でオペラ「軍艦ピナフォア」〔海軍の舞台裏で展開する出来事を描いたユーモラスな作品〕を鑑賞した。ところが、劇場を出て彼が感想をたずねると、彼女はたったいま自分がそれを観たことさえ覚えていなかった。

翌朝、二人はじっくり話しあった。アランは、仕事を辞めて旅行を楽しみたかったが、シーラは一日のほとんどをコンドミニアムで一人で過ごしていた。子どもたちは母の新しい夫に協力的ではなかったので、アランの健康にも悪影響が生じていた。アランは苦しい状況に陥っていた。

高齢者専用ホームに入れば刺激もあっていいのではないかというアランの提案に、シーラは同意した。アランはその選択を説明する長い手紙をリサとブラームに書いたが、リサには、母がもっとも夫を必要としているときにアランが見捨てたように思えた。そのような状況下で、アランは自分たちの家を売りに出してしまった。

そんな展開を知ったわたしは、話がますますややこしくなって、いよいよ時間がなくなると感じた。

二〇一七年六月、シーラは運転免許の更新が認められず、大きな喪失感を覚えた。八月には、シーラの子どもたちとアランのあいだで、シーラの物を盗んだという非難の応酬がはじまった。雲行きがさらに怪しくなり、シーラのチャンスがさらに遠ざかった。

†

認知機能の低下をMAiDにどう位置づけるかは、二〇二一年改定法のもとでも、きわめて難しい問題となっている。医師に死の介助を願い出られるほど意識がしっかりしている人は、法的には、まだ死を云々する段階ではないと評価される。だが、その段階に進んだと評価されたときには、死の介助を受けたら自分は死ぬと理解できなくなっている可能性がある。このジレンマによって、現代に生きる多くの人びとから次の問いが発せられる。

「自分が自分ではないような存在になってまで、生きている意味があるのだろうか?」

二〇一七年当時、オンタリオ州の医師は、患者がMAiDの要件を満たしているかどうかを評価するとき、「同意とその能力に関する判定ツール」（オンタリオ州・二〇〇三年版）に準拠して、患者の理解能力と評価能力を調べていた。

理解能力は、事実についての知識を問うもので、病気の現状、受けている治療の利点とリスク、代替的な治療法、医療介助死について説明できるかどうかが判定される。MAiDを求める理由も合理的に説明できなくてはならない。評価能力のほうは、事実の意味や重要性の受け止めを問うもので、MAiDによって自分は死ぬということと、それは自分の価値観や信念に抵触しないということを説明できるかどうかで判定される。

†

結局、ブラック医師は、シーラの状態では、要求の正当性を審査会に認めさせることができないと判断した。不確実なことだらけのなかで、リサが母のMAiDを望んでいないことと、シーラが娘リサの意向には逆らわないということだけは確実だった。

打開策のない完全な袋小路に入ってしまった。わたしには自分の診療所での仕事があったし、MAiDを提供することになっているほかの患者もいたので、シーラの件からは手を引くしかなかった。しかし、彼女のことが頭から離れることはなく、折に触れ、彼女がその願いを訴える声が聞こえるような気がした。

たとえ時間を戻せても

それから数年経った二〇二一年、ふたたびリサと話す機会があった。

「母がいま自分の姿を理解できるなら、生きていたいとは思わないでしょう。ブラームもわたしも、いまそれを痛感しています」

シーラはあれ以来、三か月検診のたびに、ブラック医師が予想した以上の速さで悪化し続けた。介護施設から抜け出して徘徊し、道に迷って帰れなくなったことがある。二四時間介護が行われたが、ヘルパーに暴言を吐くこともあった。夜間は寝室に鍵がかけられたが、深夜に起きて何時間もドアを叩き続けた。リサ夫婦の家、自宅、そして介護施設へと、何度も転居しなくてはならなかった。

リサはシーラの世話をするために幼稚園の先生の仕事を辞めた。マリファナが合法化される以前、闇取り引きを行っている怪しげな家まで車を走らせ、母のために一袋買い求めたこともある。母の不安を和らげようとしてのことだったが、効果はなかった。シーラは人に世話されることを拒否し、服を着せられることにさえ抵抗し始めた。

「しきりに何かを話しますけど、意味がわかりません」とリサは言った。「言葉になっていないんです。〝イエス〟も〝ノー〟も言えません。わたしがだれかも、わかっていないみたいです。だれに何をしてもらっても、ありがとうが言えません。何か考えているのかもしれないけど、言葉で説明することはできません。訪ねて行くと――かなり頻繁に訪問しますけど――ほとんどいつも泣いています」。そこでリサが声を詰まらせた。「こんな状態で生きていたくないと訴えているんだと思います」

わたしの手を離れてしばらく経った二〇一九年半ば、リサは母のＭＡｉＤについてブラック医師に連絡したが、引き受けてくれる医者はいないだろうと言われた。ヨーロッパのどの国でも引き受けてくれないだろうと言われた。シーラには同意を表明する能力がないからだ。つまり、手遅れになってしまったのだ。

「ブラームもわたしも、母をこんな状態に追いやるつもりはなかった。判断が間違っていました」とリサは語る。「でも、もし時間を戻せても、いまみたいな状況になるとわかっていても、やっぱり同じ決断を下すしかなかったと思います。あのとき、母の生活の質(QOL)は完全にゼロになっていたわけではなかったのですから、死なせるという選択肢は考えられませんでした」

ケベック州では二〇二三年六月に可決した法律によって、「事前要請《アドバンス・リクエスト》」〔334ページ参照〕が認められることになった。これにともない、生活の質が完全にゼロであるとはどういうことか、やがて定義されることになるだろう。

別れぎわにリサが言った。「これだけは言わせてください。あの人はもう、わたしの母ではない。母はもう生きていないんです。わたしは母のいまの姿を悲しんでいます。愛しているし、大切にしているけど、もうわたしの母ではありません」

シーラはいま長期介護施設に入所している。リサは付添人を雇い、シーラが目覚めているあいだは毎日必ず一緒にいてもらうようにしている。

✝

シーラがわたしをブラック医師と引き合わせてくれたことに感謝している。わたしが立ち往生していたとき、ブラック医師のサポートは大きな助けになった。

高度な専門知識を持つ彼女にかかる負担は、わたしなどとは比べものにならないほど大きいはずだ。なんといってもわたしの患者は、ＭＡｉＤの候補者も含めて、少なくとも自分の運命を理解することができる。だがブラック医師の患者の多くは、衰弱の予感に怯《おび》えながら、やがてそれすら理解できない状態になっていく。そんな人たちに彼女は寄り添い、最終段階へと向かう病気の進行を見守り続けなくてはならないのだ。

すでに記したが、わたしはシーラのケースから身を引いた。でも、心は離れることができずにいる。彼女の願いに応えられなかったことや、彼女が怖れていたとおりの状態になってしまったことが、言いようのない重荷になっているからだ。その重荷には、望みを叶えてあげられなかったほかの患者に対する思いも含まれている。ふとその重みを感じるとき、わたしはそれを振り払うが、忘れ去ることはできない。

第7章 ソー

屈強な男の決断

昔と違ってフェネロン滝の周辺には新しいコテージが建ち並び、行き止まりのはずの道に先があった——というのは自死し損ねて生還したソーの自虐ジョークだ。

二〇一六年七月三一日、ソーは二人の娘にちょっとドライブしてくると言って車を出したが、目的はきわめて深刻なものだった。車の中にはコニャック（〝勇気を注入してくれる水〟）のボトル、警察に読んでもらうためのメモ、そして万能ナイフがあった。

そのときソーベン・ジェンセンは八〇歳。身長一九〇センチ、脚が長く、髪はふさふさ、整った容姿だ。いくらか斜に構えているが知的で機知に富んでいる。この三〇年間、珍しい種類の筋ジストロフィー〔筋肉の変性や壊死が起きる遺伝性疾患の総称〕を患っている。はじめてそう診断されたときに現れていた症状は、歩行能力の全般的な衰えだけだったが、娘たちには「いよいよとなったら死ぬ。おむつなんかさせるなよ」と言い続けてきた。

この五年間で症状がかなり悪化した。杖が一本必要になり、二本必要になり、歩行器が必要になった。楽に立ったり座ったりするために杖が必要だったので、不格好だが、杖を歩行器に差し込んで歩いた。

「楽に」といったが、まったく楽ではなかった。ソファから立ち上がるために、まず両脚を体の正面に移動させる。上半身を腕で支えて前後にゆすり、勢いをつけて立ち上がる。一回では立ち上がれず、だいたい四回の試技が必要だった。ようやく立てても前かがみの状態なので、太ももの上に手を這わせて上体を起こしていかなくてはならない。それから杖で歩行器を引き寄せて、ようやく歩き始めることができるのだ。

こんな状態は耐え難かった。彼は病弱さに甘んじる男ではない。生涯を通じて頑強で、独立心旺盛で、意志が強かった。発病後の六五歳で、一二歳の孫と一緒に、一枚四〇キロ以上の石板を敷き詰めて庭にテラスを作った。七〇代になっても、一エーカーの庭で六時間ぶっ続けで作業し、その直後に森にハイキングに出かけたこともある。木を伐採するときは人を雇って手伝ってもらうという譲歩をしたが、自分が転んでも手を貸さないという条件付きだった（実際にときどき転んだ）。

ソーは六人きょうだいの二番目。トロントから車で北に数時間のところにあるマスコーカス地方の小さな町で育った。森と湖が彼の裏庭だった。きょうだいのなかで一人だけ大学に進んだ。勉強に励んだが、いたずらも大好きで、外国のサッカー・チームが来たときにチーム・フラッグを盗んだり、警察署に置かれていたトロフィーを〝借用して〟郵便局に返すという悪さをしたこともある。

ふざけぶりは大人になってからも続いた。ある年の感謝祭、二人の娘がそれぞれのボーイフレンドを連れて帰ってきた。カレンの彼氏は耳にピアスをしていた。キムの彼氏はアメフト選手だった。ソーは、ガラス玉の大きなイヤリングをつけ、フットボール選手がつける反射よけのアイブラックを貼って食卓に着くというユーモアで、若者たちを歓迎した。

✝

鉱山技師として職業人生をスタートさせたが、その後、公認金融アナリストになった。鉱山開発の資金調達をサポートする会社を立ち上げて三〇年間経営し、世界中を飛び回った。生涯アウトドアマンだった彼は、親しい仲間と狩猟や釣りの旅に出かけ、満天の星のもとで寝た。南米で金鉱山を開いたクライアントを訪ねたときはジャングルで眠り、ペンシルベニア州の炭鉱の坑道では、大きな体を縮こまらせてベルトコンベアに乗った。そんな彼のコテージには、仕事で訪れた各地から持ち帰った石がたくさん飾られていて、それぞれに物語があった。

カナダ北部で湖面のアイスロードにさしかかったとき、のるかそるかの決断を迫られた。いま出発すれば、氷はまだ車の重量に耐えられるかもしれないが、いま出発しなければ一か月足止めされる。彼は出発することを決め、氷が割れて車が水没しても逃げ出せるように、ドアを開け放った状態で車を走らせた。

✝

引退前の最後の八年間、ソーはダウンタウンの高層ビルで働いていた娘のカレンと相乗りで通勤した。彼のほうが先に仕事が終わるので、彼女の勤め先のロビーに座って、新聞を読みながら行き交う人たちとおしゃべりをした。「父はみんなの顔を知っていて、みんなも父のことが大好きでした」とカレンが教えてくれた。彼は娘たちに、二本の足で職場の中を歩けなくなった二〇一三年が人生最悪の時だったとよく話した。

七〇歳のとき、四七年連れ添った妻と離婚した。その後、旧友ハーブの未亡人であるシャロンとデートするようになった。ガンで倒れた友人の看病を手伝ったことが二人を近づけたのだった。ハーブの死後、ソーはオーエン湾にあるシャロンの家に引っ越し、二人で社交クラブに参加したり、友人たちとフロリダへ旅行したりして、幸せな一〇年間を過ごした。

だが病気が進行し、恋愛関係を適切に維持できなくなったとき、彼は関係を終わらせて、シャロンの家を出た。彼女の重荷になりたくなかったのだ。自分のコテージに引っ越し、バスルームにエレベーターを設置して、人に助けてもらわなくてもシャワーを浴びられるようにした。

自死と医療介助死

ソーが引退した二〇一三年、カナダでは医師による死の介助はまだ合法ではなかった。彼はそれが合法化されている国を調べ、スイスに注目した。カーター対カナダ裁判〔175ページ参照〕の推移も注意深くフォローした。

MAiD（医療介助死）が合法になる前の二〇一五年一一月に、ソーは主治医にMAiDを求めた。二〇一六年四月に法案C‐14が可決されると再度申請し、六月に施行されると三度目の申請を行った。彼の決意は固かった。なんとしても「ピル」が欲しいと主張した。しかしそのたびに医師は、ソーはRFNDの条件を満たしていないという理由で却下した。つまり、ソーの病気は自然死が合理的に予見できる病気ではないと評価されたのである。

そんなことで諦めるソーではなかった。八〇歳のとき、致死量のフェンタニル〔強力な鎮痛薬〕を売ってくれる麻薬ディーラーを探した。それがうまくいかないとわかったとき、友人たちを自宅に招き始めた。口には出さなかったが、心の中で友に別れを告げていたのだ。「あのころは忙しかった」と、笑みを浮かべながら振り返った。

彼は人生を終わらせる〝Dデイ〟を計画した。だれもピルを与えてくれないなら、自分の力で実行するまでだ。二〇一六年七月最後の日、かつて人里離れた寂しい場所だった地点に車を走らせ、コニャックで自らを励まし、ナイフで右手首を切ったのだった。

しかし、その計画には見落としがあった。その日は、日が長い夏の日曜日で、コテージが建ち並ぶ一帯には大勢の人がいた。異常事態に気づいた通行人が警察に通報し、ソーは病院に運ばれた。「何があったんですか？」と気づかった看護師に、「毎度のことさ」とぶっきらぼうに答えた。四針縫い、抗うつ薬を処方されて退院した。

キムとカレンは父親に、二度と同じことをしないことと、介護施設に入居することを約束させた。それと引き換えに、二人はソーの死を介助してくれる人を見つけると約束し、わたしを見つけたのだった。

✝

自殺未遂とMAiDリクエストは複雑に結びついていることが多い。それに気づくのにずいぶん時間がかかった。個々の患者に意識を集中させるあまり、全体を見渡して、自殺未遂の経験がある患者の割合を考えるという発想がなかったからだ。過去の記録を取り出して、その割合を計算してみると、最初の五年間に出会ったMAiD患者の六〇％以上が、MAiD合法化以前に、自ら命を絶とうとした経験の持ち主だった。

医師を代表して言い訳をすると、患者が発する自死のサインは察知するのが難しいことがある。あまりにも長く病気や障害に耐え続けてきたせいで、他人の目には深刻な苦しみが見えないことが少なくない。不平不満を抑え込んでしまっているので、医師に切迫感が伝わらず、なんとか前向きな気持ちになってほしいとか、サポートワーカーを見つけてあげなくてはという気持ちが湧いてこない。不自由な体や変化に乏しい日常のせいで、士気や関心の低下も覆い隠されてしまっていることが多い。できることが減り続けていても、患者がそれを受け入れてしまっているように見えてしまうのだ。

だから、患者が高齢者施設でインスリンを過剰摂取して自殺すると、患者のことならよく理解していると思っていたホームドクターはショックを受ける。悲劇的な出来事の前に、だれも患者の絶望と自死の決意に気づけなかったのだろうか？　患者がもう十分だと覚悟を決めたことを、これ以上痛みをこらえて生きる理由はないと考えたことを、あるいは生きる楽しみも価値もないと考えるに至ったことを、医師はどうすれば見抜けるのだろう？

死の介助が受けられるという事実によって、多くの人が孤独でおぞましい最期を迎える恐怖を和らげているとわたしは信じている。実際にはＭＡｉＤを選ばなかったとしても、いざとなればＭＡｉＤがあるという安心感が絶望と戦う力になり、主体性をもって自分の人生を生きるための励ましとなる。奇妙に聞こえるかもしれないが、死ねるという保証が生きる力を与えるのである。

自殺は、敗北感と怒りの中でひっそりと行う絶望の行為だ。自死を思いとどまった患者の多くは、死ぬのが恐くてやめたのではなく、失敗してもっとひどい状態になることを怖れたからやめたのだと言う。そんな彼らにとって医療介助死は、家族や社会に認められ、隠しだてする必要がなく、合法的で、なにより周囲の人びとの助けを受けながらの死であって、長年にわたる医療行為の大団円だ。合理的に考え抜いたうえでの選択であり、苦痛も失敗もなく、想定どおりの結果が得られる。つつがなく進めば、ＭＡｉＤは慰めと愛に満ちた行為なのである。

ここで強調しておく必要があるのは、だれかが命を絶とうとするのをＭＡｉＤの枠外で幇助することは、現在でも刑法に触れる犯罪だということだ。法案Ｃ－14の成立によって刑法が改正され、わたしのような臨床医は死にたいと願う患者を支援できるようになったが、弱い立場にある患者を守るために厳格な安全措置が設けられている。

却下するしかなかった申請

すでに述べたように、ＭＡｉＤの実施に当たっては四つの要件を満たす必要がある〔52ページ参照〕。まず、重篤な病気、疾患、または障害を抱えていること。次に、能力の不可逆的低下が進行していること。そして、それがもたらす身体的・心理的苦痛は耐えがたく、どんな方法によっても緩和できないということだ。ここまでの三つは、ＭＡｉＤを希望する理由を本人にたずねれば比較的簡単に確認できる。

問題は四つ目の要件、つまり「自然死が合理的に予見できる」ことというＲＦＮＤ条項だ。これはＭＡｉＤにたずさわる全員にとって悩ましい問題で、二〇二一年の法案Ｃ‐７成立後の現在もその困惑は続いている。法律は変わっても人の気持ちは変わらないので、死ぬのが早すぎると感じる家族は、愛する人の死の選択を受け入れることができない。ソーはその典型的な例だ。

✝

二〇一六年一〇月に、娘のキムとカレンがはじめてソーをわたしの診察室に連れてきたとき、彼は問題なく最初の三つの基準を満たしていた。彼は筋ジストロフィーを患っていた。発症から三〇年経って病気は確実に進行しており、それを元に戻すことはできない。彼がフィットネスと独立心にどれほど高い価値を置いていたかを考えると、そのような衰弱は間違いなく耐え難いことだろう。もっと手厚い介護を受けるという別の解決策があったが、彼はそれを言下《げんか》に拒否した。人の手を借りるくらいなら入浴などしたくないと考えるのがソーという人だった。

わたしがソーに会ったとき、彼は娘たちを安心させるためにトロントの高齢者施設に住んでいた。キムによれば、引っ越しの日、ソーは幼稚園児のように抵抗したという。「行かないぞ、だれがなんと言おうと行くもんか」。彼女は父を車に乗せるために、駄々っ子をあやすように言い含めなければならなかった。

新しい家となった施設では、エレベーターでフロアを移動でき、食事ができ、仲間たちと交流する機会も得られた。キムとカレンもよく訪ねてくれた。彼はスタッフと仲良くなり、女性入居者を口説き、毎日散歩をし、知りあった近所の人たちに話しかけた。

しかし、内心ではそんな環境を嫌っていた。あまりにも多くの入居者――彼は「収容者」と呼んでいた――が耄碌《もうろく》し、ぼんやりしていて、無力だった。「死んで外に運び出されるときしか部屋から出なさそうなのも何人かいる」。自分はそうなりたくなかった。痛みに耐えながらゆっくり枯れていくような最期は、彼が望む死に方ではなかった。

ソーは論理的に考える力も、金銭面での責任感も失っていなかった。政府はさっさと自分の死を承認すべきだと言った。そうすれば毎月の老齢年金を節約できるし、多額の医療費や介護費用も要らなくなる。彼は自分が幸運なことも知っていた。長生きしてお金がなくなることを心配する多くの高齢者と違い、お金には困っていなかった。彼はただ「退場《ゲットアウト》」することだけを考えていて、何度もこの言葉を口にした。

ソーは統計学的思考をめぐらせて、自分はすでに能力の七〇％を失っていると自己判定した。仮にその見立てが正しかったとしても、当時の法律に従えば、「自然な死が合理的に予見できる」と言うことはできなかった。彼の病気とその治療に関連する今後の展開は不明で、残された時間の中で彼がたどる予後は明らかとは言えないからだ。法に従って、わたしは彼のＭＡｉＤ要求を却下するしかなかった。

†

その判断を伝えると、ソーは——控えめに言っても——怒りを露《あら》わにした。彼の真っ直ぐな激しさ、ゴール以外には目もくれない頑固さに、わたしは多少の怖さを感じたし、彼の精神状態について疑問も感じた。彼が何度も同じことを言うのは、強い決意の表れなのか、それとも何らかの衰えの兆候なのか？

娘たちは、わたしが彼と二人きりで話すことに消極的だった。耳が遠くなっているし、質問にも適切に答えられないというのが理由だったが、わたしは娘たちが何かを隠そうとしているのではないかと思ったこともある。わたしは当時、ＭＡｉＤ申請者の評価を一時間以内にすませるよう心がけていたが、ソーについてはもっと時間が必要だと感じた（のちに一時間ルールそのものを放棄した）。

なぜ一時間か？　自分をそう条件づけてしまっていたからだ。ＭＡｉＤを学び始めた最初の数か月間、サニーブルック健康科学センターのがん病棟や地域社会でわたしを指導してくれた医師たちから、医療相談を行うときの時間配分について、不文律ながら、きわめて現実的なルールを教わった。評価、結論、アドバイスまでのすべてを六〇分以内に収めるというものだ。理由は、一日は二四時間しかないから。ある患者に時間をかけすぎると、別の患者に使える時間がなくなる。

その教えに従って、わたしは自分を鍛えた。はじめての患者に会ったときは、当然まず初対面のあいさつをする。次に、これまでの経緯、治療歴と病歴のレビュー、および薬剤（使用中のものと止《や》めたものの両方）に関する事実の確認。親しい人びとや社会とのつながりについても、過去にさかのぼって聞き出す。これには精神的な支え、家族の関与、地域社会が提供してくれるサービスなど、およそ「サポート」という言葉が意味するあらゆる事柄が含まれる。そして身体検査。痛み、呼吸、排泄など、対処する必要がある症状の概要を把握する。患者と家族に、どんな問題が生じているか、それを改善するために次回の来院までに何をすればいいかも忘れない。ここまでで開始から五九分。最後にさようならを言って別れる。わたしが早口なのには理由があるのだ。

†

そうして得たすべての情報を使って、緩和ケア行動スケール（ＰＰＳ）を決定する。前述したが、これは患者が死亡するまでのロードマップの機能を果たす。ＰＰＳを把握できれば、提供するサービスを増やしたり、内容を修正したりできる。家族にとっては、どの段階でホスピスケアを検討するべきか、依頼する介護サービスの時間を増やすべきか、あるいはＭＡｉＤを要求するべきかを知るための参考になる。

医師はあらゆる要素を考慮して患者の余命を推定するが、総じて死の時期を実際より近くに推定する傾向があるようだ。多くの研究がこの傾向を指摘しており、その誤差が患者に想定外の満足感をもたらすケースも少なくない。「先生から余命三か月と言われたけど、もう六か月になる」。死を出し抜き、医師の間違いを証明するかのような語りを聞いたことがある人は少なくないだろう。

他方、ホスピスに患者がとどまる期間は、一般的な推定では一二週間だが、実際にはそれよりはるかに短いことが多く、たいてい一〇日以下だ。わたしにはこの数字が、家族が自宅での介護を必要以上に長く続けた結果のように思える。介護に当たる家族の負担を軽減することの必要性は過小評価されていることが多く、自宅で終末期ケアを担う配偶者や成人した子どもが、身体的・精神的に燃え尽きてしまうことがあまりにも多い。

✝

ＭＡｉＤが始まった当初、わたしたちは走りながらプロトコルを構築していた。緩和ケアの患者を評価するときに学んだことがＭＡｉＤ評価のテンプレートになった。ほとんどの場合、それで問題はなかった。

しかし、ソーの場合はそれほど簡単ではなかった。筋ジストロフィーを抱えて三〇年間生きてきた彼が、あとどれぐらいで完全な依存状態になるのか、まったく予測できなかったからだ。わたしは彼に、モントリオール認知評価（ＭｏＣＡ）テストを受けてほしいと頼んだ。シーラにも受けてもらったテストだが、これを行うことで、ソーともっと時間を共有でき、彼がなぜＭＡｉＤを求めているのかをより深く理解できるようになると考えたからだ。彼の頑な要求にただ振り回されるのではなく、その背後にある思い、根底にある価値観を知っておく必要があった。

　結果は三〇点満点で二六点。ほぼ正常範囲だった。それは予想どおりだったが、いつか認知能力の衰えを客観的に証明しなくてはならなくなるときに備えて、論理的思考力と記憶力の基準値を測定しておきたかった。なぜかわからないが、彼とは長いつきあいになりそうな気がしていた。

✝

　そこで次のステップとして、わたしは彼らにブリティッシュ・コロンビア自由人権協会の担当者の連絡先を教えた。自然死が合理的に予見できなくてはならないというRFND条項に対し、法廷で異議を申し立てている団体だ。RFND条項は「権利と自由に関するカナダ憲章」に基づく生命、自由、身の安全に対する権利を否定するものである、というのが彼らの主張だ。わたしはソーたちに、その訴訟の原告団に加わることを勧めた。

　最高裁判所は、すでに一九九三年に次のように述べている。「生命は神聖であるという原則をもってしても、人命はいかなる犠牲を払っても守るべきであるという結論を導くことはできない」

　二〇一五年には、人間の自由と安全について次のように述べている。

「重篤で治癒不可能な病状にどう対応するかは、当人の尊厳と自主性に関わる重要な問題である。法律はこのような状況にある人びとに、緩和ケアの一環である鎮静〔意識を低下させて苦痛から解放すること。多くの場合、そのまま死に至る〕を求めること、人工栄養や水分補給を拒否すること、あるいは生命維持装置の撤去を求めることを許可しているが、医師による死の介助を求める権利は認めていない。このような制限は、身体の完全性〔自分の体に関する決定を自ら行い、他者の不当な介入を排除する権利〕や医療ケアに関する決定を行う個人の能力に干渉し、自由を侵害するものである」

申し分のない文言《もんごん》だが、当時はRFND条項による制限があったため、実際上の効果はなかった。RFND条項が修正されるまで、死に向かっていることが明白でない限り、多くの患者は何年も痛みと苦しみに耐えなければならなかったのである。

わたしはジェンセン家の人びとに、この訴訟が決着するのは二、三年先だという厳しい見通しを伝えた。だが、改定を望む人の数が増えれば追い風になる。彼らは原告団に加わった。それ以外にわたしは、現時点ではソーは要件を満たしているとはいえないが、やがて彼の死が合理的に十分に予見できるようになる日が来るだろうということも伝えた。

わたしはソーの申請を受理することはできなかったが、完全に却下したわけではなく、記録は引き続き保管し続けることにした。これを言うのは何度目かだが、だれかがわたしを頼ってきたら、わたしは最後までその人を見放さない。

医師たちのサポートグループ

さて、ここからしばらく、ＭＡｉＤをめぐる医療界の動きについて話をする。

二〇一六年一一月。全国のＭＡｉＤの評価者と提供者が活動を開始してから五か月経過したとき、サポートしている患者の数は数百人に上り、支援の要請はますます増加していた。どのケースでも、一律的に解決できない固有の問題があり、その数は増大の一途をたどっていた。問題の解決策を見つけるべく、ＭＡｉＤ従事者はみんな孤軍奮闘していた。

医療専門家は、明確なガイドラインに基づいて医療行為を行うことに慣れている。わたしのようなホームドクターであれば、カナダ・ホームドクター協会という組織があり、医師として期待されていることやケアの原則をはっきり打ち出している。

ＭＡｉＤの場合、それに関わる専門家はホームドクター、緩和ケア医、麻酔科医、神経科医、内科医など多岐にわたるが、有効なガイドラインはどこからも――カナダ保健省や規制当局からも、連邦や州からも――発表されていなかった。実施のための規則も整備されていなかった。

ＭＡｉＤという難しい医療行為に関して、カナダ全土に適用される実効性のあるガイドラインが必要だった。しかし、包括的で筋の通ったガイドラインを作成するのは、不可能と思えるほど大変な作業だった。このわたしでさえ、完成させるのは無理なのではないかと半ば諦めかけたほどだ。

†

だが、全員にとって幸運なことに――「全員」という点をぜひ強調しておきたい――ステファニー・グリーン医師をリーダーとするブリティッシュ・コロンビア州の医師グループが、ガイドラインの必要性を強く認識し、カナダのMAiD評価者や提供者が集う草の根組織を立ち上げてくれた。お互いの知見や経験から学びあえる環境が生まれたのだ。

二〇一六年六月に法案C-14が可決・施行される前、グリーン医師はわたしとほぼ同じことをしていた。つまり、医療介助死について、自分で立てた計画に従って集中的に学んでいたのだ。その一環で彼女は、二〇一六年五月にアムステルダムで開かれた「死ぬ権利協会世界連盟」のカンファランスに出席した。一九七六年を皮切りに世界各都市で隔年開催されている会議で、研究者、医療行政関係者、臨床医、そしてこのテーマに関心のある一般参加者を集めて行われている。

四日間にわたる会議の開会レセプションで、グリーン医師は五人のカナダ人――医師四人(いずれもブリティッシュ・コロンビア州出身)と管理官《アドミニストレーター》一人――と意気投合した。彼らはできるだけ多くのことを学べるよう、受講する講演を分散させ、のちにノートをシェアするという作戦を立てた。

終了後、各自の仕事に戻ったあとも、彼らはメールでのやりとりを開始し、まわりの人にも参加を呼びかけた。その甲斐あって、バンクーバー島から二人の医師が加わった。続いてノバスコシア州からも二人。そして、オンタリオ州からはわたしを含む四人が参加した（知りたいことが山ほどあったわたしは、意見交換のスレッドを目を皿にして読みあさった）。

夏が終わるころにはメーリングリストの参加者は二五人になり、活発な情報共有を続けた。当初のやりとりはきわめて実務的なものが多かった。

「ＩＶチューブはどこで買っているんですか？」

「ＩＶチューブはどの静脈を使っていますか？」

「チューブ一本でやっていたときに不具合が発生したから、これからは二本でやろうと思う」

「それは賛成できない。二本だと患者に負担がかかると思う」

「必ず薬剤師に話を通しておくこと。間違いなく薬を調達する必要があるから」

「どうしたらＭＡｉＤに積極的な看護師を見つけられますか？」

「当日は何を持ち込んでいるんですか？」

「実施するときは、前もって葬儀会社に話を通しておくことが大事です。依頼した葬儀会社がＭＡｉＤに反対していて、遺体を引き取りに来てくれなかったことがある」

「ブリティッシュ・コロンビア州は提出書類が一七ページもあるんだけど、ケベックは？」

「オンタリオ州南部のＭＡｉＤ提供者を知りませんか？　今週リクエストが三件あるんだけど、時間がなくて」

「アムステルダムで、医師もセルフケアが重要だと言われた。はじめて提供したあとなどは特に、一日ぐらい休んだほうがいいかもしれない」

こんな調子で何通ものメールが飛び交った。ほかにたずねる相手がいないのだから、このグループの価値は計り知れない。悩み事や心配事ならパートナーや友人に聞いてもらうこともできるが、専門的な質問に答えてくれるわけではない。頼れるのは、同じ使命感で働く医療従事者の仲間だけだった。

全員が経験を積み重ねるにつれ、やり取りはしだいにパーソナルなものになっていった。遺族がかけてくれた感動的な言葉、驚くような結末、患者の家をあとにするときの複雑な気持ち、そして自分の中にある怖れ。患者が亡くなったあとも、関係が深まった遺族との関係を維持することの是非について意見を求める問いかけもあった。

プライベートなやり取りなので――神聖といってもいいほどだ――ここに詳細を書くことはできない。だが、白黒決着がつくような道徳的議論をしていたのではないことは明記しておきたい。そこに集っていたのは、この仕事の意義を信じてこの仕事を選んだ人たちばかりだ。彼らが吐露した感情は、「自分にできるだろうか」とか「やり抜けるだろうか」といったものではなく、静かな確信だった。「緊張したけど、自分は正しいことをしているという思いがあった。何年も診てきた患者だから、息を引き取る瞬間に立ち会えてうれしかった。家族のみなさんが感謝してくれて感激した」

情報は実用的で臨床のプロセスにかかわるものが多く、全員が熱心に参加した。そんなメールのやり取りがわたしの受信トレイにあふれた。とりわけ悩ましい難問を読みながら、パソコンの前で寝落ちしてしまったこともあれば、自分が扱ったケースが帯びている不思議なユーモアが頭をよぎり、笑みを浮かべたまま眠りに落ちることもあった。

✝

秋を迎えるころ、グリーン医師は、この集まりをたんなる私的な情報交換グループで終わらせてはならないと考え始めた。わたしたちには、ノウハウや心構えを持ち寄るだけの私的な集まりでなく、ＭＡｉＤ従事者を代表する公的組織が必要だった。わたしたちを理解し、わたしたちのために声を上げ、サポートしてくれる組織が必要だった。彼女は法人設立のためのペーパーワークを行い、立ち上げのために汗を流す同志を五人採用した。彼らが事務全般、会計、教育、研究、ガイドライン策定の面で指導的役割を担った。

二〇一六年一二月には、翌年六月に開催するカンファランスの準備を開始し、ニュースレターを発行した。さらに多くのＭＡｉＤ従事者を募った。いずれも自主的な取り組みで、その後も休むことなく続いている。翌年三月に法人化が認められ、名称は「カナダ

ＭＡｉＤ評価・提供者協会」（ＣＡＭＡＰ《ケイマップ》）と決まった〔本書ではこれ以後「医療介助死協会」とする〕。

二〇二二年初頭には、会員はソーシャルワーカー、弁護士、医療管理者、ケアコーディネーター、看護師、倫理学者など約四〇〇名を数えた。会員の六〇％は臨床医で、そのうちの八〇％は初期診療医《プライマリーケア・ドクター》だ。医療介助死協会は一二のガイダンス文書を作成しており、そのうち八つはフランス語に翻訳されている。全国大会を三回開いた。九〇分のウェビナーを六週間に一回行い、毎回四つのケースをレビューして経験と知見を共有している。

初期のメーリングリストは、三つのオンラインフォーラムに発展した。いちばん規模が大きいのは一般会員向けで、ＭＡｉＤに関わる人がいつでも自由に集うことができる。評価者が集う中規模のフォーラムでは、難しい問題について親密で安全な環境の中で話しあうことができる。三つ目のフォーラムでは、ＭＡｉＤを提供している医師が、自分の仕事について、それをどう感じているかについて、未解決の難問と解決策について自由に意見を交換している。

†

繰り返しになるが、ＭＡｉＤが合法化されたのちも、政府が動かず法整備も行われなかったので、わたしたち臨床医がその空白を埋めるべく、経験に基づいて自ら基準を策定しなくてはならなかった。だが、いま思えば、それがよかった。わたしたち以上にこの問題を知っている人はいないのだから、ほかのだれかに指針を求めるのは意味のないことだった。

ＭＡｉＤを提供する実際の仕事を通じて、わたしたちはこの分野の権威になっていた。首尾一貫した指針のもとで迷うことなく安心して仕事ができるよう、要件や基準を慎重に固めなくてはならなかった。もし判断を間違えたら、社会からも医療関係者からも非難されるだけでなく、場合によっては懲役刑に処される可能性もあった。

カンファランスを開催する二〇一七年六月までに、なんとしても臨床上の実務に耐えらえるガイドラインをまとめなくてはならなかった。「合理的に予見できる死とはどういう意味か？」という問いが、何か月もメーリングリストのあいだを行き交った。「合理的に予見できる自然死」というのは、医学的に定義できるものではないし、法的に定義できるものでもない。保健当局の専門家は「死が三か月先に迫った時点で、合理的に予見できるとみなすのが適当だ」と言うかもしれない。患者は「そんなぎりぎりまで待てるわけがない。三年以内に死ぬなら文句なく予見可能という条件に当てはまる」と言うかもしれない。また別の人は「何か月とか何年とか、一概に定義できるものじゃない。すべてケースバイケースだ」と言うかもしれない。

数か月にわたる議論の末、何をもって「合理的」とするかは臨床上の判断に属し、臨床医が決定すべき問題である、という結論に至った。わたしたちは定義を考え、慎重に言葉を整えた。十分に多数の同意が得られたと判断した時点で、それが医療介助死協会のガイドラインになった。その内容が正しかったことは、のちに二〇二一年の法改正〔法案C-7〕によっても証明されることになる。

「予見できる自然死」と「耐えられない苦痛」

だが、ソーが答えを求めていた二〇一六年末の時点では、医療介助死協会はまだ設立されておらず、RFND条項を適用する際のガイドラインも存在しなかった。わたしは、「やがて訪れる死について、どの程度先までのものを『合理的に予見できる自然な死』と見なせるのだろう?」と自問した。死が直前に迫っている患者は別だが、多少なりとも時間が残されている患者については、この問いを考えないわけにはいかなかった。

わたしはその答えを、緩和ケア行動スケール(PPS)によって確立されたタイムラインに求めた。ソー、アシュリー、ヨランダのような患者の場合、月単位ではなく年単位でのゆるやかな変化を観察しなくてはならなかった。身体的苦痛や精神的苦悩がもたらす生きる力の衰えは、時間の経過だけで単純に想定できるものではない。

✝

死までまだ相当な時間がある患者にMAiDを提供した場合は、MAiD承認に責任を負っている州の検死官にその理由を説明し、納得してもらう必要があった。これは重要な監視システムなので、そのプロセスを簡単に説明しておこう。

まず検死官が「患者について教えてください」とたずねる。わたしは名前、住所、病歴のあらましなど基本的なことを伝える。患者が要件を満たしていたことについては、抜け落ちがないように注意深く話さなくてはならない。二人目の評価者とその見解、患者からMAiDの申請があった日付、使用した薬の名前と量と順序なども報告する。

その次が、検死官がたずねたい本当の質問だ。「死因として何を記録しますか？」（死亡診断書には死因が必要だ）。検死官には死者の代弁をするという厳粛な義務がある。納得できるまでわたしの報告を聞き、わたしが間違いを犯していないことを確認するのが彼らの仕事だ。そのプロセスがあるからわたしは安心できる。自分だけで決めているのではないことを再確認させてくれるからだ。

その心理的効果は、検死官への報告電話に診療看護師が対応するケースが増えるにつれて、より際立つようになった。MAiDの人気が高まって検死官への報告数が増えたため、それをさばくために診療看護師が雇われ始めたのだ（最近確認したら、そのような看護師はオンタリオ州に九人いた）。お互いに気心が知れてくると、わたしはただ所定の事項を報告するのではなく、介助を終えた患者のストーリーを話すようになった。それを聞いてもらうことで自分を取り戻せたケースも少なくない。

電話の向こうにいる看護師たちは、報告をただ書き留めるのではなく、わたしの気持ちに寄り添ってくれた。わたしの話に耳を傾けながら、患者の人生に思いを致し、自分の気持ちを語ってくれた。彼らの鋭い洞察力に感動することも多かった。彼らと話すことで、封印していた感情が込み上げることもたびたびあった。

†

とはいえ、ソーの場合、彼の死が合理的に予見可能であると判断した理由を検死官に説明することは難しかった。自信を持って判断するためには、ＭＡｉＤにたずさわる医療関係者の認識が一致する確かな根拠が必要だった。

激しい痛みに苦しむ末期患者に対してなら、医師はさほど悩むことなくＭＡｉＤを提供することができる。呼吸、会話、食事が困難な患者や、悪液質〔栄養失調による全身衰弱を特徴とする合併症〕、寝たきり、だれの目にも明らかな衰弱があるような患者についても、あまり悩む必要がないかもしれない。

だがソーのような患者だと、医師は患者が困難に耐え、なんとか折りあいをつけられるのではないかと期待しがちだ。衰えを受け入れながら最善を尽くすことを患者に期待し、医師としては親身な治療とアドバイスを提供することで職責を果たそうとするのである。

しかし、治療に全力を尽くすという医師の義務は、自分の人生を自分でコントロールしたい、もうすべてを終わらせたい、という患者の願いとぶつかることがある。

つまり、「治療の方法がない苦痛」というのは心の問題でもある。それは個人的なものだ。その苦痛がＭＡｉＤに救いを求めるしかないほど激しいかどうかは、個人の感覚だ。患者の苦しみの程度を決めるのは医師ではない。医師に苦しいと打ち明ける患者は、事実苦しんでいるのだ。ソーは苦しいと叫んでいた。この本を書いているいま、もし彼から同じ要請があれば、わたしは迷うことなくＭＡｉＤを承認するだろう。だが二〇一六年の時点では、ＲＦＮＤはまだ定義されていなかったので、わたしは断るしかなかった。

思いがけない展開

ジェンセン一家からは、その後六か月間何も連絡がなかったが、その沈黙を破って、キムから緊急事態を告げる電話が入った。高齢者施設から一時帰宅するソーを車に乗せて走っているとき、ソーが脳卒中を起こしたのだ。キムの通報で救急救命士が駆けつけ、ソーはかつて手首を切ったときに入院した病院に運び込まれた。昏睡状態が三時間続き、その後、混乱し震えながらゆっくり意識を取り戻した。

電話の向こうで、キムが自分を責めていることがわかった。わたしがしたことは正しかったの？　救急車なんか呼ぶべきじゃなかったのでは？　そんな気持ちが手に取るように伝わってきた。

わたしは、たとえソーが死にたがっていることを知っていたとしても、脳卒中で倒れた人を何もせずに見ているなんてことはだれにもできない、あなたは当然のことをしただけだとキムをなぐさめた。危機の瞬間に、家族に生死を決めさせるのは過酷すぎる。彼女は安堵のため息をついた。わたしは、皮肉なことだが、脳卒中を起こしたことでソーがMAiDの要件を満たしたということも伝えた。父親が退院して家に帰ったら、すぐに彼女から予約の電話があるだろうと予想した。

だが電話はかかってこなかった。何週間も経ったが、何の音沙汰もなかった。ときどきアシスタントに、「ソーの家族から電話はなかった？」とたずねたほどだ。

✝

そんなふうに時が経った二〇一七年五月、金曜の午後の遅い時間に、取り乱したキムから電話がかかってきた。こんどは、ソーが転倒して大腿骨を骨折したというのだ。

彼はカトリック系の病院のER〔救急治療室〕に運び込まれたが、死ぬことが決まっている身だから手術なんかしないでくれと医師に談判したらしい。そのときの言葉を正確に引用しておこう。「俺は死ぬ許可をもらってるんだ。犬だと思って死なせてくれ」。病院に無意味な手術のためにお金を使わせたくなかったのだ。

「そういうわけにはいかないわ」とわたしはキムに言った。「足を骨折した患者を放っておくわけにはいかないもの。外科医に仕事させるよう、お父さんを説得してちょうだい。手術が終わったらMAiDの手はずを整えるから」

術後の回復期間と、法がＭＡｉＤに義務づけている承認から提供までの一〇日間が重なることになると思われた。わたしはキムに、カトリックの病院はＭＡｉＤを提供しない場合でも、ＭＡｉＤ提供者を紹介しなければならないことになっている、と伝えた。提供するための場所はすぐに見つかるだろう。

手術は成功し、ソーは病棟の人気者になり、自分が選んだ将来に対して明晰で楽観的な見方をするようになった。毎日、外科医の回診があったが、自分の思い通りに事が進むことがわかっているソーは、だれに対しても明るくふるまった。

キムは仕事を休み、カレンと一緒に病室の父と過ごしたり、車椅子を押して散歩したりして、三人で平穏な時間を満喫した。カレンの息子も別れを告げるためにサンフランシスコから飛んで来た。ソーの死までの数週間、彼らは近くのパブの常連となり、バスローブを着てブランケットを羽織ったソーのために、オーナーがいつもテーブル席を用意してくれた。

その間、わたしは女子大学病院の臨床倫理委員会に、死の介助のための場所を提供してほしいと働きかけ、承認を得ることができた。その日になったら、カトリックの病院はソーを退院させる。キムとカレンはきっと父の車椅子を押し、一時間ほどかけて女子大学病院まで歩いて行くだろう。車で行くこともできるが、ソーも最後の散歩をしたいに違いない。そして、わたしは病院で彼を迎え、彼が死ぬのを助ける。

六月一五日は穏やかな天候に恵まれた。ジェンセン一家はゆっくり時間をかけて女子大学病院まで歩いた。ソーはいつもより饒舌で、道行く人に手を振ったり、地元の商売につ いておやじギャグを連発したりした。

病院の入り口で、キムはベンチに座り、ソーの目を見つめた。「これが最後のチャンスよ、パパ。このドアを通ったら、もう戻って来れないのよ」

「覚悟はできてるよ」とソーは答えた。

†

そのとき、わたしの心は感謝で満たされた。手術、術後の混乱、脳卒中といった事態にもかかわらず、何とかソーの願いを実現させられたことを感謝した。彼が申し分なく回復し、最後に必要な同意を表明できたことに感謝した。二人の娘が、この一か月が家族全員にとってどれほど幸せな時間だったかを話してくれたことに感謝した。カレンダーに最期の日が記されていることをソーが喜び、前向きな気持ちで過ごせたことを感謝した。

自らの意思で尊厳ある死を迎えられると保証されたことで、ソーと娘たちは、痛みも怖れもなく互いの存在を喜び、長いお別れの時間を楽しむことができたのだ。

のちにキムは、ソーがＭＡｉＤを要求したことについて、最初から抵抗はなかったと話してくれた。「考え方の面からも性格の面からも、すごく父らしい選択だと思ったから」と彼女は言った。「だれかをサポートするって、すごく力強い行為なんだってわかった。

すばらしい経験だったわ」

当初、カレンの思いはキムの思いとは違った。しかし時が経つにつれ、父の要求がどれほど強固であるかを知り、死を選べることで父の心がどれほど平穏になったかを知ったことで考えを変えた。「父の願いが叶うようサポートしなければならないと思ったの。旅に出る人にさよならを言うのと同じで、悲しいけど、うれしいことでもあったわ」。ソーの病気は遺伝性であり、娘である自分にもその素因があるとカレンは付け加えた。自分が父と同じ状況に立たされたら、同じ選択をするだろうとも話してくれた。

わたしたちだけの部屋に、わたしはソーと娘たちを迎え入れ、シャンパンで乾杯した。それから手順を説明し、介助を開始した。ピルを飲むのではないと知って、彼は驚いていた。

第8章　トム

病気とは別の苦痛

トーマス・アレン・フレイザー（六二歳）は、性格の面ではソーと共通する特徴がいくつかあった。どちらも社交的で意志が強く、自分の望みを明確に持っていた。しかし、二人の人生の最終章はこれ以上ないほど異なっていた。

トムは、トロント北部を横切る送電線の下にある、家賃補助付きの殺風景なアパートに住んでいた。アパートはあちこちに鍵があり、ドアにはペタペタと掲示物が貼られていて、軍隊の宿営のようだった。わたしはドアのブザーを押して応答を待った。再度ブザーを押すと、鈍い音がして重い金属製のドアが開いた。

わたしは部屋に入った。体を斜めにしてドアの隙間から室内に滑り込ませたと言ったほうが正しいかもしれない。

部屋は床から天井まで雑多な物で埋め尽くされていた。積み重ねられた箱の中にはビニール袋が押し込まれ、その袋の中にはパンの袋を閉じるプラスチックタブ、ゴムバンド、ブックマッチが詰まっていた。音楽関係の機械類が目につく。ソニーのウォークマンが三台あるが、一個は買ったときのパッケージに入ったままだ。カセットテープの山（CDを買うお金がなかったので、好きなハードロックやヘビー・メタルを録音していたことを後日知った）。かつて母親が使っていたと思われる古いシンガー・ミシン。針金、機械類、衣類を詰めた箱。そして、いつも胃袋に流し込んでいた高カロリー・高タンパク質の栄養補助飲料の箱。壁にはバイクのポスターや、彼が育ったオンタリオ州の農場の写真が飾られていた。壁の前に泡を立てている水槽が置かれ、水槽と向きあうかたちで長椅子が置かれていた。ゴミ屋敷というわけではなく、秩序と目的意識が感じられたが、あまりにも物が多すぎた。

✝

「こっちだ」という声が聞こえた。「ベッドにいる。ドアがちゃんと閉まっているか確認してくれ」。ドアが閉まったのは音でわかっていたが、言われた通りに確認した。

箱の山の隙間から、狭いベッドルームにいるトムの姿が見えた。病院から提供されたベッドが彼の定位置で、そこからさまざまな装置をリモコンで操作して生活していた。玄関のドアが開いたのも、彼が作ったそんな仕掛けの一つだ。車椅子とベッドのあいだの移動は、ホイヤー社製の介護用リフト（体を動かせない患者を椅子などから釣り上げてベッドに寝かせるための装置）を使って行っていた。ベッドルームの小さなすき間にも、アルバム、テープ、ラジオ機器が押し込まれ、壁面はやはりハーレーダビッドソンのポスターや写真で埋め尽くされていた。

トムは上半身を起こした状態でベッドの上にいた。射貫くような青い目で、腰を下ろせる椅子を探すわたしを凝視していた。ほかに腰を下ろす場所がなかったので、仕方なく彼の車椅子に座った。

「死ぬのを手伝ってほしいと役所に電話したの？」とわたしはたずねた。

「そのファイルを取ってくれ」。トムはベッドの足元にあるバインダーを指してダミ声を上げげた。「痛みがひどくて耐えられないんだ」。彼はそう言いながらわたしに一枚の紙を差し出した。人体を前から見た絵と、背中側から見た絵が描かれていて、色が塗られていた。

この種の絵なら何度も見たことがある。ペインクリニック〔痛みを専門に治療する診療科〕ではこれを、痛みを感じる場所と程度を患者に示してもらうために使っている。トムの場合、背中側の絵は、お尻から爪先まで一面真っ赤になっていた。左右の上腕、肩、首の後ろも赤く塗られている。「継続的で激しい痛み」というのがトムによる赤の定義だった。体を前から見た絵では、腰から下がピンク色に塗られていた。「いくぶん軽い痛み」を感じている箇所だ。シートのタイトルは「神経因性疼痛」となっており、赤字で「この七日間、ピンか針で刺されたような激しい痛みが続いている」と書かれていた。「あんたは脊髄空洞症を知っているか？」彼は鋭い口調でたずねた。「それが俺の病気だ。良くなる可能性はない」

もちろんその病気は知っている。脊髄に液体が詰まった嚢胞《のうほう》ができる疾患だ。トムの場合は、脊髄から出て脚に至る神経を覆う鞘《さや》の炎症であるくも膜炎によって複雑化していたため、止むことのない痛みに襲われていた。

✝

だが、トムがそれとは別の種類の苦痛、つまり極度の孤独に苦しんでいることも一見して明らかだった。彼は頑固で、何でも自分のやり方で押し通そうとした。結婚したことも、子どもを持ったこともない。二八歳のときから車椅子の生活だ。そうした彼の事情に加え、家族や友だちもそれぞれに忙しくなり、離れて住んでいるために、時間の経過とともに次第に疎遠になってしまった。

高齢の患者たちのあいだでは、人間関係の希薄化や孤立といった厳しい現実は珍しいことではない。友だちは亡くなり、子や孫も遠くに引っ越していく。近くに住んでいても、それぞれの暮らしに追われて次第に疎遠になっていく。トムは年寄りではないが、たいていの人以上に深い喪失の痛手を受けていた。そのぶん身体的苦痛も強く感じているのだろうか？　医師たちは彼の痛みを和らげるために最善を尽くしていたが、孤独に対しては打つ手がなかった。

手術に次ぐ手術

トムは二分脊椎《にぶんせきつい》の状態で生まれた。脊髄が背骨で覆われていないという障害で、脊柱と脊髄が子宮内で適切に形成されなかった場合に起こる。生後数週間で最初の腰の手術を受け、二歳のときにもう一度手術を受けた。

オンタリオ州の農場で育った。父親は機材や道具がボロボロになるまで使い続ける昔かたぎの働き者で、トムの最初の仕事は、父親が運転するトラクターに乗って、ラジエーターを冷やすためにバケツの水をかけ続けることだった。やがて父と同じような倹約家になり、物を捨てることを嫌うようになった。

幼いころ、左右の足の長さを揃えるために片方の靴の裏に厚みのある素材をくっつけていたが、バランスを取って歩くのに苦労した。まわりの子どもはそんな彼をからかったが、ビルという友だちだけは違った。母親同士が親しく、トムとビルは一緒に日曜学校に通い、互いの家で夕食を食べ、G・I・ジョーのフィギュアで遊んだ（ビルの母はG・I・ジョーは暴力的だと考えていたので、それで遊ぶときはトムの家で遊んだ）。

「ぼくは腕っ節の強い田舎のガキだったんですけど」と、後日ビルはわたしに語った。「トムと遊ぶときは母から、ケガをさせるといけないから悪ふざけはほどほどにしなさいと言われました。でも、トムはいつもニコニコしていたし、悪ふざけも大好きだった。彼の家にはクールなおもちゃもありましたしね」

†

一五歳のとき、背骨を真っ直ぐにするために、三〇センチほどの矯正ロッドを二本、背中に埋め込む外科手術を受けた。それが体内に多くの傷跡を残し、のちに線維筋痛症〔体の広範な部位に疼痛をきたす原因不明の慢性疾患〕を発症させた。高校生のとき母親が心臓発作で急逝すると、父親はすぐに再婚したが、トムはその女性のことが好きになれなかった。父親は農場を売り、家族で引っ越した。フレッドという兄がいたが、トムはテントを買い、よくソロキャンプをして、たき火で料理をした。

小型のオートバイを買って、時間を見つけては走り回った。ヤギひげを生やし、背中に届くほど伸ばした髪を三つ編みにすることが多かった。家族がふたたびジョージアン湾に面した小さな町に引っ越したとき、一人でアパート住まいを始めた。ほがらかな性格だったので、すぐ友だちをつくることができた。まわりの人は体が不自由なトムを助けてくれた。さほど重労働ではなく危険も少ない仕事を世話してくれたこともある。

†

二五歳のとき、背中に埋め込んでいたロッドを取り除く手術をしたが、技術的な理由で何本かのネジは体内に残したままになった。手術後の数年間、杖を使って歩いた。だが、その後さらに三回の腰の手術、通算二六五日間の入院、脊髄空洞症とくも膜炎（神経の炎症）の発症を経て、とうとう二八歳で歩くことができなくなった。胸椎《きょうつい》（背骨の一部で首の付け根から腰椎《ようつい》まで）に損傷があった。足の麻痺に加えて、膀胱と排便のコントロールを失った。

さまざまな医療サービスを利用する必要があったので住まいをトロント北部に移し、車椅子での生活を始めた。上半身を鍛え、コミュニティセンターで車椅子バスケットボールをした。音楽が大好きで、コンサートにもよく出かけた。アパートと会場のオンタリオ・プレイスは片道二〇キロも離れていたが、なんとその距離を車椅子で往復した。

親友のビルと妻のダイアンは、トロントから四〇キロほど離れたニューマーケットという街で生産物を直売する小規模農園《マーケットガーデン》を経営していたが、毎年クリスマス・シーズンになるとトムを自宅に招いてくれた。そんなとき、トムは彼ら二人の子どもを膝の上に乗せて車椅子で遊んだ。

✝

わたしがトムとはじめて会ったのは七月の暑い日だった。トムは誇らしげにトロントの大きな地図を見せてくれた。そこには、ある年の夏に彼が車椅子で移動した一〇〇〇キロ以上の軌跡が赤い線で描かれていた。「すごい！　きっと車輪が何本も潰れたんじゃない？」とわたしは言った。

彼は独学で自分の持ち物すべてをメンテナンスする方法をマスターしていた。ホイヤー社製の移動リフトも自分で修理した。

「買った物も貰った物も、満足に動いた試しがないんだ。ほとんどつくり直すぐらいでなければ使い物にならないことが多かったな」

心身が好調だったのは一九八〇年代から九〇年代にかけてだった。そのころのトムの写真を見ると、筋肉質の上半身を包むハーレーダビッドソンの革製ベストやモーターサイクルジャケットがはち切れそうだ。髪は三つ編み、額にはバンダナが巻かれて、戦うウィリー・ネルソン〔米国のカントリーミュージシャン〕のようなイメージが漂っている。

車椅子の恋

九〇年代初頭、トムには同じアパートに住むアン＝マリーというガールフレンドがいた。彼女も車椅子生活だった。トムは彼女の「恋人みたいな存在」になり、乳がんを患っていた彼女を介護して、食事をつくったり外に連れ出したりした。だが二人は別の部屋に住み続けた。トムには貯め込んだ持ち物を置くスペースが必要だったし、アン＝マリーの両親が彼らの関係を認めなかったからだ（彼らは東インド出身で、娘が文化の異なる男とつきあうことを嫌った）。

九三年に彼女の病状が急変して入院したとき、彼がそばにいなかったのは、たぶんそれが理由なのだろう。乳がんは脳にも転移していた。トムは入院後の彼女と会うことができなかった。彼女の家族が、トムが入院中の娘を見舞うことを認めず、葬儀に参列することも許さなかった。

それまでのトムは、年に一回か二回ビルに電話して、昔話や近況報告などをしていたが、アン＝マリーの死後、電話のやりとりは頻繁になった。「あのころ、トムはかなり落ち込んでいた。痛みが増して食も細くなったようだ」とビルは言う。

✝

それでも、その後数年間は、自力で立ち上がることができたし、浴槽やベッドに移動することもできた。自分で買い物にも行ったし料理もした。いろいろな物の修理や改良もした。だが、それも九六年までだった。身体能力を失い、人の助けを借りなくては何もできなくなったことで、アン＝マリーを失ったときと同じくらい深刻なダメージを受けた。兄のフレッドとも仲違いしたが、自分から和解を求めるのはプライドが許さなかった。

九八年には背骨を刺激するための器具を背中に挿入した。試験的な試みだったが不首尾に終わり、二〇〇四年に取り除いたが、痛みはさらに激しくなった。

追い討ちをかけるように、さらなる喪失が彼を襲った。わたしたちが出会う前年のことだが、信頼していた牧師が街を去り、ときどきカフェで会っていた友人と出かける機会も減り、ホームドクターも引退した。トムは新しい医師を好きになれず、その年は年に一回しか診察を受けなかった。

わたしと話しているあいだも、トムは断続的な痛みに襲われ、歯を食いしばって痛みの波が引くまで耐えなくてはならなかった。我慢しきれなくなったとき、ベッドサイドの棚にあった大きな容器をつかんで、絞り出すような声で「もっとモルヒネ」と叫んだ。膝の上にこぼれた錠剤をつかんで飲み込む様子を、わたしはただ見守るしかなかった。「だれが痛みのケアをしてくれてるの？」とたずねながら、自分ならもっとうまくできるのではないかという思いが頭をよぎった。

だが、処方されている薬の名前を聞いて、その期待はすぐにしぼんだ。処方されていたのは、長時間作用型のモルヒネ（高用量）、突発的な痛みを抑える短時間作用型のオピオイド、慢性痛に副次的効果がある抗うつ薬、神経を襲う灼熱痛や電撃痛を和らげるガバペンチンだった。最先端といってよい薬をもってしても、トムの苦痛はコントロールできないのだ。

トムの介護を管理していたのは診療看護師のチェルシー・ユングだ。彼女が手配してくれた緩和ケア医が、これまでに二、三回、訪問診療を行っている。その医師はトムに処方する鎮痛剤をほぼ上限まで増量した。わたしが訪問する五週間前、おそらく強力な鎮痛剤と新たに処方された抗うつ薬の併用が原因で、トムは意識が混濁してコーヒーを足にこぼし、ひどい火傷《やけど》をした。わたしが会ったとき、トムは包帯を巻いて火傷とも戦っていた。火傷のあと、トムは自殺を図った。MAiD（医療介助死）を望む患者のあいだでは珍しいことではない。彼はロープを使ったが「ぶざまな失敗に終わった」。訪問ヘルパーの一人が見つけて救急通報した。緩和ケア医は抗うつ薬の投与を中止し、モルヒネの用量を減らし、鎮痛剤として合成大麻のナビロンを追加した。そしていま、感情の浮き沈みの最終段階にさしかかった彼に会うために、わたしがやってきたというわけだ。

トムはもう九〇年代のころのような車椅子アスリートではなかったが、わたしが傷を確認できるように、体を浮かせたり動かしたりすることはできた。右鼠径部《そけいぶ》の火傷に加えて、尾骨と右臀部には深い褥瘡性潰瘍《じょくそうせいかいよう》があった。創傷《そうしょう》ケアの看護師が週に二回訪問し、それらの部位のケアを行っていたし、訪問ヘルパーが毎日二回訪問していた。それでも、もう何週間も外出していないということだった。

「もちろん生きていたいさ」

トムの話を聞きながら、彼の怒り、苛立ち、絶望を感じた。同時に、それでも生きる意欲を失っていない男の姿を見た気がした。物を詰め込んだ箱からもそれを感じる。わたしの目の前に、必要な物は自分で調達すると決め、すべての物を手元に置きたいと思っている人がいた。

物を捨てずに取っておくのは、いつか必要になるかもしれないと思うからだし、手放したら二度と手に入らないかもしれないと心配するからだ。ウォークマンが好きな彼は、壊れたときのことを考えて予備を持っていた。それも壊れたときのことを考えて三台目も持っていた。死ぬと決めた人間がすることではない。

もっと肝心なのは、毎晩のようにビルと電話で話しているということだ。ビルによれば、若く強かったころの自分を忘れまいとしてか、トムは一時間以上思い出を話し続けるという。

「別荘のコテージで、俺がお前の親父さんに水風船を投げつけたときのことを覚えてるか？」ビルは聞き役に徹することが多かった。農場の仕事のために朝四時半に起きなくてはならないビルは、夜を徹しかねないトムの一人語りを聞きながら、寝落ちしてしまうことがあった。「トムがその気配を感じて、『いま寝てただろう？』と突っ込みを入れて、二人で笑うのがお約束でした」というのは、のちにビルが話してくれた思い出だ。

痛みが激しくなると、トムの声が震えた。そんなとき、ビルはなおさらトムに話を続けさせた。「二〇分も経つと落ち着くのがわかりました」とビルは言う。「同じ話を一〇〇回聞かされたけど、そうする必要があったんです。電話を切るころには静かになって、眠りに落ちていきました。そうしてやらないと、あいつは一睡もできず、薬に手を出すことがわかってましたから」

†

トムの声に潜んでいる何かがわたしに囁《ささや》いたからなのか、もしかしたらわたしはＭＡｉＤ以上の何かを提供してあげられるのではないかという思いが湧いてきた。「もっと痛みを軽減できたら、それでも死にたい？」とわたしはたずねた。

彼はわたしをにらみつけて答えた。「こんな痛みがなければ、もちろん生きていたいさ」

「だったら、わたしが知っている疼痛管理のチームにあなたのことを伝えて、何かできることがないか相談してみましょうか？」

ふたたび青く透き通った瞳がわたしを見つめた。「死にたいわけじゃない。ただ痛みから解放されたいだけなんだ」

わたしがトムの部屋を訪ねたのはＭＡｉＤの評価をするためだ。つまり、トムの状態がＭＡｉＤの要件を満たしているかを調べるためだ。最初の三項目は問題なく満たしている。四番目はどうだろう。トムの自然死は合理的に見通せるだろうか？　六二歳という年齢は死を見通すには早いが、感染症や敗血症、事故など、多くの点で彼の死は合理的に予見できる。よって彼はＭＡｉＤの要件を満たしている。

だが、わたしの仕事は調査表にチェックを入れたら終わりではない。わたしは死の介助の価値を信じているが、あくまでも、それを必要とし、真にそれを欲している人にとっての話だ。「死にたいわけじゃない」と言われたら、わたしの仕事はまったく違うものになる。

そこでわたしは、トムのケアを管理しているチェルシーに電話した。トムがＭＡｉＤをリクエストしたことを彼女が知らなかったのには驚いた。次に、彼の緩和ケア担当医に電話したところ、彼の専門は終末期の処方であって慢性的な疼痛管理ではないことがわかった。

なるほど、状況がのみ込めた。トムには違う考え方をする医者が必要だ。どうやら、わたしがその役割を引き受けることになりそうだ。

✝

五〇年近くこの仕事を続けていると、なにかと融通が利くルート、つまり順番待ちせずに話を進められる人脈が自然にできている。廊下で同僚と相談したり、昔のクラスメイトと電話で話したりするうちに培われていく関係だ。「あそこにいる患者なんだけど、ちょっと立ち寄って診てくれる？」「あなたにしか助けられない気の毒な患者がいるんだけど、会ってもらえるかな？」

昨今、こうしたやり方で事を進められるケースは減っている。専門が細分化して組織が複雑になったために、手っ取り早い道筋がなくなってきているのだ。なので、この手の依頼は慎重に行う必要がある。何度もそんなことをしていたら敬遠されてしまう。

それは心得ているが、このままトムのために何もせずにいたら、彼の心が折れてしまう。それでは、医師は無能だという彼の信念が凝り固まり、自分を救うには死ぬしかないという決意へと追い込むことになってしまう。

事は急を要すると考え、わたしは同時に二つのルートを探った。まず、わたしのホームグラウンドである女子大学病院に相談した。トロントは最近、市内の複数の病院で提供されていた慢性疼痛プログラムを、研究機能を備えたこの病院に統合していた。最高のリソース、人員、専門知識が集められ、一元的に運営されているので、あちこち探し回らなくてもここに相談すれば展望が開ける。別の患者のことでも連絡したことがあるが、適切な対応に感銘を受けた。担当者から血の通った返事があり、わたしの要望に応えるために積極的に動いてくれた。

もう一つのルートは、ある人の好意に頼って、トロント・ウェスタン病院の神経外科医と話をするというものだ。この病院は脊髄外科の高度な研究センターで、トムの手術はすべてここで行われていたので、その外科医はトムの病気と治療に関する記録にアクセスできる立場にあった。彼の痛みを多少なりとも和らげられる外科的手段がないか、わたしは専門家の考えを聞きたかった。

驚いたことに、彼女は外科手術ではなく、トロント・リハビリテーション研究所の疼痛管理チームに相談することを勧めてくれた。疼痛管理、精神科、整形外科の専門家から成る学際的なプログラムだ。一六か月待ちという状況だったが、トムの緊急性を理解した彼女は、彼女自身の人脈に頼って話を通すと言ってくれた。

それはありがたい。トムが一年半近くも待てない――待たない――ことはわかっていた。安堵とともに、女子大学病院のプログラムへの依頼を取り下げ、疼痛管理チームの線一本で行くことを決めた。

このチームはトムの記録にアクセスできる立場にあったが、管理担当の看護師にしっかり理解してもらうために、トムが耐えている苦痛をくどいほど訴えた。彼らが徹底的に診察して、新たな投薬計画を提案してくれることを期待したが、トムの命が懸かっていただけに、どんな結果が出るか不安でいっぱいだった。

責任の範囲を超える提案

二〇一七年八月一四日、チェルシーから電話があった。トムのオピオイドの使用量が増えているという報告だった。彼はたくさん薬を飲んでいたが、飲みすぎて薬切れになることを怖れ、処方された用量は守っていた。だがこのところ、特別強度のモルヒネに頼らざるを得ないほど痛みが増して落ち込んでいるという。痛みはもはや我慢の限界を超えてしまい、別の可能性を探るための照会も投薬調整も要らない、ただ早く死なせてほしいと訴えている、ということを知らされた。

落ち着け、過剰反応するな、という声が頭の中で聞こえた。まだ疼痛管理チームからの連絡はないが、きっともうすぐあるはずだ。

チェルシーと相談して、特別強度のモルヒネの使用を減らして合成マリファナを増やすという方針を決めた。

それに加え、二人でトムと会って話すことにした。その際、親友のビルにも同席してもらうのがいいだろうということになった（ビルは介護に関してトムの代理人に指名されていた）。

✝

わたしたちが駆けつけると、トムはこれ以上ないほど落ち込んでいた。激しい痛みが波のように押しては引き、引いては押していた。次の痛みが襲ってくるまでのわずかな時間で、食事やトイレなどできる限りのことをしなくてはならなかった。

「こんな人生、あんたたちに想像できるか！」彼はこみ上げる感情をわたしたちにぶつけた。「もう全部やった、もう終わりにしてくれ」

ビルも悲しみに打ちひしがれていた。「こんなやり方はトムをもっと苦しめるだけだ。農場の犬にだって、こんな扱いはしませんよ」

その一言が決定打になって、全員が黙ってしまった。沈黙が続くなかで、三人の目がわたしに向けられた。わたしは気持ちを静め、トムに対し、あなたには死の介助を受ける資格がある、わたしがその介助をします、と宣言した。

それから、今後の具体的な進め方について説明した。まずトムは、血縁関係がなく、トムの死との利害関係もない、二人の証人の同席のもとで、正式にMAiDの要請を行う（ビルが自分が証人になると申し出てくれ、妻のダイアンもいま車でここに向かっていると教えてくれた）。その後、一〇日間の猶予期間が設けられる（その当時はそれが必要だった）。さらに、二人のMAiD評価者がトムの要請に同意する必要がある。そのうちの一人はわたし、もう一人はわたしが見つける。そして、使用する薬と、それらを投与するための方法を説明した。

最後にわたしは、もう妨害されることも拒まれることもない、とトムに保証した。

†

「でも……」と言って、わたしは、まだ残されている別の選択肢について話を続けた。

わたしはあなたの状況について、最高レベルの専門機関に緊急対応を依頼している。今日明日《きょうあす》にでも彼らから、疼痛緩和の方法についてミーティングの案内がある。オンライン会議だから病院に行く必要はない（コロナ・パンデミック以前のことで、リモート会議にはまだ技術的課題があったが、それは何とかするつもりだった）。チェルシーとわたしも、あなたと一緒に参加する。「でも、その話を進めるかどうかはもちろんあなたしだいよ」と言ってわたしは説明を締めくくった。

このとき、わたしがしていることは自分の責任の範囲を超えていたし、トムの治療計画への関与も度が過ぎていたかもしれない。だが、もちろんそれはトムに話すような懸念ではない。

トムは、より良い疼痛緩和の可能性を探るプロセスに同意してくれた。彼のほっとした表情を見て、わたしは自分の判断が正当化されたと感じた。わたしはトムに安心してもらうために、ＭＡｉＤの正式な申請書を渡し、ＭＡｉＤに進む場合に備えてすべての連絡先を教えた。八月も終わろうとしていた。

ここまではよかった。だが、その後発生した考えられないような失敗の数々を思い出すと、いまも落胆と後悔で胸がうずく。

失敗に次ぐ失敗

九月一日。疼痛管理チームからＦＡＸが届いた。検査結果の画像に不備があるから要請を却下する、という知らせだった。わたしは直ちに受入担当の看護師に電話し、この要請はトロント・ウェスタン病院の脊椎外科医の了解を得たうえで行ったものだと伝え、事の発端から詳しく事情を説明した。彼女はこの件を思い出し、必要な画像を入手すると言ってくれた。

その際わたしは、継続的な疼痛管理に関する契約書に署名する医師になるつもりがあるかとたずねられた（疼痛管理チームはトムの麻薬処方については管理や監督の責任を負わない）。わたしはトムのホームドクターではないが、そんなことで躊躇している場合ではない。「契約書を送ってもらえば署名します」と答えた。

九月七日。契約書到着。署名して返送。

九月二一日。この日、オンライン会議が設定されていた。二時間の枠が確保されていたが、疼痛管理チームに急ぎの案件が発生して、実施できなかった。

チェルシーとわたしは大急ぎでトムに会うための段取りを整えるために動いた。チェルシーは疼痛管理チームとのカンファレンスの日程をあらためて設定するために動いた。

わたしはトムのホームドクターと相談して、ガバペンチンの投与量を増やしてもらった。トムはその医師に、いくらか楽になったが、もっと必要だと話した。わたしが、これまで数人の患者に通常の上限である3グラムを超えて投与したことがあるが、うまくいったと話すと、その医師は納得して増量に同意してくれた（わたしの頭の中で「ハレルヤ」コーラスが鳴り響いた）。わたしたちはトムのマリファナの用量をふたたび増やすことも決めた。

†

チェルシーとわたしがトムの部屋にいたときのことだ。トムが介護リフトを使って車椅子からベッドに戻ろうとした。二人で手伝ったが、彼が激しい痛みで身をよじらせたために バランスが崩れ、マットレスに投げ出すかたちになってしまった。彼は涙目になって激怒した。「こんなこともできないのか！　俺のことなんか、何とも思ってないんだろう！」

わたしたちはトムのすぐそばにいたが、彼が恐ろしいほどの孤独を感じていることが痛いほどわかった。彼は怒りにまかせて薬をつかむと一気に飲み下し、長く深いため息をついた。

その絶望の響きは、そのあとずっと、わたしの頭の中で反響し続けた。彼は「痛みがなければ、もちろん生きていたい」と言った。それなのに、わたしたちは彼の痛みを和らげることに失敗し、ＭＡｉＤの申請書に署名しなくては耐えられないところまで追い込んでしまった。

わたしは猛烈な勢いでメモを取った。疼痛管理とＭＡｉＤという、同時進行している二つの選択肢のそれぞれについて、あらゆる情報や出来事を残らず箇条書きにした。ペンを走らせながら、できもしない約束をしてトムに空しい希望を持たせてしまったのだろうか、という不安が頭から離れなかった。トムが切実に求めている救いをもたらす方法があるのか、それは何なのか、正直なところ、わたしにはわからなくなっていた。

いったいわたしはトムに何をしようとしているのか？　痛みを緩和しようとしているのか、死ぬ手伝いをしようとしているのか？　両方の務めを同時に果たすことはできるのか？　果たすべきなのか？　この当時、死の介助はまだ始まったばかりで、MAiD提供者が医師として患者の治療にどのように関与すべきかは明確になっていなかったし、わたし自身にもその指針となるような経験の蓄積はなかった。

トムのホームドクターも診療看護師も、そのいずれでもないわたしがトムの診療に関わって、治療方針について提案することを歓迎してくれている。だが、生き続けようとするトムにケアを提供することと、死の介助を求めるトムの希望を尊重することのあいだの境界が、曖昧になっていることを感じた。わたしは両立不可能な二つの目的のあいだをさまよい、両方で苦労する立場にからめとられようとしていた。

†

一〇月初旬。疼痛管理チームとのオンライン会議がついに行われたが、チェルシーとわたしは参加しなかった。というか、参加を求められなかった。なぜかわたしたちはトムの件から外されてしまったのだ。頭にきたが、いま思えばそうなった理由はわかる。わたしたちはクリニックにとって重要な存在ではなかったのだ。現代医学は良くも悪くもサイロ化されている。疼痛管理チームの関心は自分たちの内部にある機能や目的に向けられており、外にあるリソースには関心がなかったのだ。

わたしとチェルシーが参加できなかったオンライン会議で、トムは自分を苦しめる痛みについて、もっとも痛むときは一〇点方式で一〇点、いちばん痛まないときも一〇点方式で一〇点と回答した。痛みは彼の生活のすべてに影を落とし、一秒たりとも痛みを忘れられる時間はなかった。

疼痛管理チームはトムの服薬状況をチェックし、最近の増加傾向に懸念を表明した。臀部の深い潰瘍についても話しあった。それらによって、残念ながら水治療《すいちりょう》〔水を利用した物理療法〕などの追加的な治療は選択肢から外された。

彼らが提供できると考えた唯一のアドバイスは、睡眠スケジュールの改善だった。トムは通常、午前二時から五時のあいだに眠りに就き、三時間から六時間寝ている。深くて質の良い睡眠が取れれば、もう少し痛みを管理できるかもしれない。疼痛管理チームは、フォローアップのオンライン会議を一か月以内に設定すると約束した。

✝

一〇月中旬。疼痛管理チームからの報告が届いた。それを読んでわたしは愕然とした。なんと抗うつ薬のアミトリプチリンを処方していたのだ。アミトリプチリン！　慢性疲労症候群の治療薬で、階段を降りることもできない疲労に苦しむ患者にとっての最後の手段として開発され、一九九〇年代に注目を集めた薬だ（最終的には不首尾に終わった）。

わたしの頭の中で警報が鳴り響いた。カナダ最大の都市で、疼痛管理の精鋭チームが提案する最善の解決策が、時代遅れの抗うつ薬を申し訳程度に投与することだとは。かわいそうなトム。もはや彼の病態は現代医学ではどうしようもないのだろうか。

わたしは大急ぎでチームの責任者であるフラナリー医師に電話した。先のカンファレンスの際、一か月後と言われていたフォローアップの会議が一週間後に迫っていた。「チェルシーとわたしも、トムの家から会議に出席させてください。そうでなければ大問題です」と訴えた。これ以上トムを裏切ることは許されない、と自分に言い聞かせた。

フラナリー医師はわたしの話を聞き、理解もしてくれた。しかし――わたしがトムに言ったのと同じ「しかし」が舞い戻ってきた――フラナリー医師は、トムの厳しい現実を変えられる魔法のような方法があるとは思えないと言った。「この領域の痛みの管理は、どんなにうまくやっても困難を極めます」。オピオイドを増やしても大して症状は緩和されないという点で、わたしたちは同意した。わたしは彼に謝意を表し、この瞬間トムは何を思っているのだろうと思いつつ、フラナリー医師と話した結果をチェルシーにメールで知らせた。

✝

ここでオピオイドについてひとこと説明しておこう。いま、カナダの医師はオピオイド中毒の蔓延という危機に直面している。ニーズが増大しているのに効果が低減するという悪循環によって、依存症や過剰摂取による死亡がおそろしい勢いで増加しているのだ。この責任は、大手製薬会社が展開した「安全な」疼痛管理というキャンペーンに躍らされた医師にある。

トムが苦しんでいたころから現在にかけて、状況はさらに悪化しているが、当時、オピオイドの使用量の急増に危機感を抱いた医師たちが取った現場レベルでの反射的な行動は、処方を完全にストップすることだった。製薬会社に騙されたことへの反省からだが、理に適ったことではなく、結果的に多くの人が苦しむことになった。

医療行政のレベルでも、患者のニーズを置き去りにして、処方できるオピオイドの種類、服用量、服用期間が定められた。医師はオピオイドの処方に慎重になり、アドビルやタイレノールなどの市販薬に頼るようになったが、それで適切な疼痛管理ができるはずもなく、多くの患者が苦しむことになった。特別強度のタイレノールを二錠服用するよう言い渡されて救急治療室を出た患者が、痛みに耐えかねて、もっと強力な鎮痛剤を求めてわたしに電話してきたこともある。

医師が判断を誤ったのは、患者のために最高に効く安全な鎮痛剤を望んでいたからこそだが、その代償を背負わされたのは患者だった。

†

一一月三日。トムが激怒してわたしに電話してきた。この日、彼のためのオンライン会議が予定されていたのに、彼にはそれが知らされていなかったのだ！　そのため、彼は定期的な腸洗浄の予定を入れてしまっていた。

疼痛管理チームの医師たちは、自分を何様だと思っているのか？　患者の治療戦略を検討するプロセスから患者本人を除外するとは。患者が孤独な戦いを続けているとき、彼らはどこで何をしているのか？「大甘《おおあま》に言っても、あいつらは医者失格だ」とトムは吐き捨てた。だれも彼のニーズを理解していないし、気にかけてもいなかった。

「俺はベッドに縛りつけられている。ベッドの上で目覚め、ベッドの上で眠るだけだ。これが人生だってか」。彼は言葉を絞り出した。疲れ果てていた。「ビルに頼んでおいたから、あんたらでMAiDの日程を決めてくれ」

トムはそれ以後の疼痛管理チームとのオンライン会議をキャンセルした。疲れを覚えながらダイアンに電話すると、その日トムから、MAiDの日程を決めてくれという電話が三回あったと言われた。「トムは、わたしたちの農場が忙しくない日を選んでほしいと言っています」

相談の結果、MAiDの実施日は一一月九日に決まった。

わたしは敗北感に打ちのめされた。トムに間違った希望を持たせたことに対する罪悪感に苛《さいな》まれながら、二人目の評価者を手配した。それから、ほかの仕事の遅れを取り戻すために、トムのことを意識の外に追いやって、次の患者に会いに行った。

訪問ヘルパーが唱えた異議

一一月九日の朝、わたしの前でトムのアパートの部屋のドアがふたたび開いた。そこには彼の世話をしていた訪問ヘルパー——ジェーンと呼ぶことにする——がいて、死の介助を行うためにやってきたわたしにこう言った。「やめてください、そんな必要はありません」。彼女は一語ずつ区切るように強調して言った。トムと同じような青い目で、同じくらい激しく、わたしをにらみつけながら。

わたしは平静を装って答えた。「わたしが決めることじゃないの。もちろん、あなたが決めることでもない。これは本人の選択なの。トムが自分で選んだのよ」

彼女はわたしの言葉を撥ねつけて言った。「わたしは一晩中ここにいたんです、あそこのソファに座って。彼はベッドに横になって、姪《めい》や甥《おい》と何時間も電話で話していました。鎮痛剤をまったく飲まず、何の問題もなく一晩中話すことができたんです。わたしたち、きっとトムの痛みに対処できます。死ぬ必要なんかない、そうでしょう?」

この訪問ヘルパーもわたしの失敗を知っている。そう思わずにいられなかった。わたしは中に入り、ニューマーケットの農場から来ていたビルとダイアンに挨拶した。二人とも襟に白いバラを付けていた。交代でトムの世話をしている、ジェーンを含む三人の訪問ヘルパーもベッドサイドにいて、トムのために最期の世話をしていた。

✝

喧嘩して以来、疎遠になっていた兄のフレッドは、その場にいなかった。だが、後日ビルから聞いた話によると、フレッドも前日にトムを訪ねて来ていた。

「トムから、フレッドにはMAiDのことは言うなと口止めされていたんです。『あいつは俺のことをまだ怒っている。喧嘩の原因も思い出せないほど昔なんだけどな』って言ってました」

しかしフレッドにも知らせるべきだというビルの説得をトムが受け入れたため、フレッドが車を走らせて会いに来たのだった。

「二人は泣き崩れ、抱きあい、手をつないだまま一時間話し続けていました。感動的でした。わたしは何年もトムの話に耳を傾けてきましたけど、すべてこの瞬間のためだったような気がして、報われた思いがしました」

疎遠になっていた何年ものあいだ、きっとトムは、フレッドの子どもたち――つまり姪や甥――と会えなくて寂しかったのだろう。だからこそ、失った時間を取り戻そうとするかのように、前の晩、彼らと電話で語り明かしたのだろう。

✝

トムは訪問ヘルパーたちが押す車椅子でリビングルームに移動した。晴れやかな表情の彼は輝いて見えた。グレーの長髪はトレードマークの三つ編にまとめられ、ハーレーダビッドソンの黒革のベストを着て、襟には白いバラが飾られていた。嬉しそうだ。ビルは全員にスコッチをストレートで注ぎ、集った人びとはトムのために乾杯した（ビルはいまもまだその瓶を自宅の冷蔵庫の上に置いている）。

トムとビルは、最後にいくつか昔話を語りあった。これまでに何度も話した同じ話だ。マスコーカのコテージで、俺がお前の親父さんに水風船を投げつけたときのことを覚えてるか？　夕暮れどきだったよな。俺は木の陰に隠れていて……ビルはこの三日間だけでその話を一〇回聞いた。もちろんそんなことは関係なく、二人はいつものように笑った。訪問ヘルパーたちはトムの車椅子を押してベッドルームに戻り、わたしたちはそのあとに従った。

トムは選んでおいたプレイリストを流した。たくさんあるハードロックアルバムやカセットから選んだ曲で、自らも口ずさんだ。数曲流れたところで曲の順序を入れ替え、もう少し話をした。この時間をずっと続けていたかったのだろう。

わたしは人でいっぱいになった狭い部屋を見渡した。全員がトムのためにそこにいて、彼にほほ笑んでいた。長い年月のなかで築かれた深いつながりだった。こんな時間をずっと持ち続けることができていたら、彼は生き続けることができたのだろうか？

だが彼はいま、わたしの手を借りて死んで行こうとしている。いよいよ始めるべき時が来た。わたしはトムに同意を求め、承諾を得た。彼はベッドの上に横たわり、最後に聴く曲となるレッド・ツェッペリンの九分間の大作「天国への階段」を歌い始めた（音楽については筋金入りの古典好みだ）。

わたしはミダゾラムの投与を開始した。手術を受けたことがある人や、医療ドラマを見たことがある人なら、この薬の効き目を知っているだろう。「一〇」からカウントダウンを始めれば、「六」を数えるころにはほとんどの人が眠りに落ちる。

だがトムは違った。鎮痛剤に体が慣れすぎていたせいなのか、あるいは最期の時間を楽しんでいたいという思いが強いせいなのか、薬がなかなか効果を発揮しなかった。トムは見送りの人びとから元気をもらい、最期の瞬間に命の輝きを見せた。「天国への階段」が終わっても、トムはまだおしゃべりを続けていた。

「聞き分けのいい人ならもう眠ってるんだけど」。わたしが下手な冗談を言うと、彼は心得たもので、ベッドの下からハンマーを取り出し、「これを使って眠らせてくれ」と言った。全員が笑うのを聞いて、トムも顔をくしゃくしゃにして笑った。

やがてトムの言葉は意味不明のつぶやきになり、ついに眠りに落ちた。わたしは最後の三種類の薬を投与し、死亡時刻を記録し、検死官に電話した。わたしたちは全員、その小さな部屋で折り返しの電話を待った。検死官から電話が入り、トムの遺体を埋葬する許可が下りたところで、ビルが葬儀会社に連絡した。ハンマーがどうなったかはわからない。

死因はわたしたち全員にある

検死官との電話のやりとりの際、電話の向こうの診療看護師が「死亡診断書に記入する死因は何ですか？」とたずねた。型通りの質問だが、わたしは「死因はわたしたち全員です。わたしたちの社会が彼に人間的なつながりを提供できず、苦しみを和らげることができず、効果的なケアを提供できなかったのが原因です」と言いそうになったが、唇を噛みしめてこらえた。

もちろん、わたしが感じたそんな敗北感を電話の相手にぶつけるのが不適切なことはわかっていた。そんなことをしてもトムは浮かばれない。わたしは彼の身体的な痛みを和らげようとして、医学的な解決策にこだわったが、もしかしたらそれは的外れなことだったのだろうか？　孤独という痛みを和らげること、つまり人間的な解決策をめざしていたら、違う結果が得られたのだろうか？

わたしが帰ろうとして立ち上がったとき、訪問ヘルパーのジェーンが話しかけてきた。「あなたも辛いのだということはわかっています」。朝よりずっと柔らかな雰囲気だった。「あなたもわたしも、みんな彼を助けるためにがんばったんだもの。彼は一人じゃなかった。わたしたちはみんな、彼のお世話をする責任を果たしたのよ」

その言葉を聞いたとき、わたしの中にあった彼女に対するガードが崩れ落ち、涙がこぼれた。彼女の目も涙で濡れていた。「きっと、また会えるでしょう」とジェーンが言った。ハグをせずに彼女と別れてしまったことが悔やまれる。あのときハグしていれば、きっとささやかな慰めを与えあうことができただろうに。まだ再会していないが、この仕事を続けていれば、いつか会うこともあるだろう。


トムが逝ったあと、ビルとダイアンは、ある霊能者――ダイアンはこの女性にときどき助言をもらっている――を通して慰めを得たという。ダイアンがその話をしてくれた。

「『車椅子に乗った人が、あなたたち二人を待っている』と言われたの。『その人が、あなたたちがリビングルームで踊っているのを見ている』って」

実際、ダイアンとビルはその少し前に、二人の結婚式で流した「好きにならずにいられない《キャント・ヘルプ・フォーリング・イン・ラブ》」に合わせてダンスをしたのだという。霊能者によれば、その男性は二人のダンスをうれしそうに見ていたそうだ。「その人は車椅子から立ち上がって、『痛みがなくなった』と言ったんですって！」


わたし自身のことを言うと、トムが亡くなった二〇一七年一一月の時点で、ほぼ一九か月間この仕事をしていたことになる。ほとんどの場合、充実感があった。

だれもが尊厳ある死を迎えるための支援を受けて然るべきであるという考えは、わたしの道徳にしっかり根を下ろしている。それがヒポクラテスの誓い――害を与えてはならない――の一部を成しているとも考えている。だから、彼を見送ること、つまりトムの死を介助するのがわたしの役割であったこと自体には問題を感じていない。

しかし……彼を見送る前に、わたしには彼のためにできることがあったのではないかという疑問が頭から離れない。彼を仲間のもとに、広い世界に連れ戻すために、わたしはもっと努力すべきだったのではないだろうか？　もしわたしが最初に相談した相手が疼痛管理のチームではなく、あの手強い訪問ヘルパーだったら、その後の展開は違っていただろうか？

何事においても、わたしはいささか自信過剰気味だ。人生の重大事もあまり迷わずに決め、振り返ることはない。しかし、ひとたび何か疑問を抱くと、決めるときと同じ強さで迷い、考え続けて眠れない夜を過ごす。本当にそうなのか？　もし違っていたら？　それはなぜ？　何のため？

わたしは、迷いと向きあう時間を歓迎する。大きな問いは、たとえ答えを出せなくても、考え続ける必要があることを思い出させてくれるからだ。わたしたちは、人間の弱さについて深く考える必要がある。わからない、ということについても考える必要がある。前進していたはずなのに方向が間違っていたとわかれば、それについて考える必要がある。

わたしは患者に選択の権利があることを信じている。わたしは全力を尽くして、患者が自分のために正しい選択ができるように助ける。だが最後に、彼らの命を終わらせるのはわたしだ。それがわたしが選んだ道だ。わたしはその選択が自分に与える影響を感じ始めていた。

第9章 ヨランダ――死ぬ決意

一〇〇万人に一人の病

はじめてヨランダ・マーティンズと会ったのは二〇一七年一一月のことだ。その日、空はどんよりと曇り、空気は湿っていた。会ってすぐ、わたしは彼女の異常な息づかいに気づいた。

MAiD（医療介助死）の要件を満たしているか判定してほしいと依頼されたわたしは、彼女が住む家を訪ねた。家は公園の緑が多いアネックス〔トロント大学近くの歴史的文教地区〕の閑静な住宅街にあり、トロント大学教授のパティがヨランダの病院通いに便利な自宅を提供していた。

出迎えてくれたヨランダの鼻には、移動式の酸素タンクから伸びる酸素チューブが装着され、そのタンクは玄関脇にある大きな酸素圧縮器とコードでつながっていた。彼女が家の中を歩くと、長いコードが彼女のあとを追いかけた。浅く苦しそうな口呼吸を続ける喉から、空気が通過する音が聞こえた。急な階段を駆け上れば息が切れるが、それがつねに続いている状態を想像すれば近いだろう。

ヨランダはわたしをリビングルームに通してくれたが、その二〇メートルを歩くのに要した苦労は痛々しかった。わたしたちは這うようにゆっくりと移動した。小さな体、青白い顔、それを縁取る黒いショートヘア。顔がむくんでいるのはステロイド剤の影響だろう。値踏みするようにわたしを見る瞳は黒く澄んでいたが、深く落ちくぼんだ眼窩《がんか》はほとんど紫色だった。心の底まで見抜かれそうな眼差しを感じた。なにも隠し立てはできなさそうだ。

すいぶん若い人だと思った。

開口一番、「LAMを知ってる?」という質問が飛んできた。まわりくどいことはせず、いきなり本題に入ろうとしていることがわかった。彼女には相手がどこまで知っているかを把握する必要があった。不要な説明で貴重な呼吸を無駄づかいすることはできない。

✝

ヨランダの説明によると、LAMの正式な名称はリンパ管筋脂肪腫症。ほぼ完全に女性だけに見られ、発生確率は一〇〇万人に一人、出産適齢期に発症するきわめて珍しい肺の病気だ。彼女が最初に呼吸困難に陥ったのは一五歳のときで、わたしと会ったこのときは四五歳だった。

三〇年間で肺に多数の嚢胞《のうほう》ができ、空気が入るスペースがほとんど塞がっていた。LAMに冒されて壊れた蜂の巣のようになった肺の写真を見てぞっとした。肺胞〔ガス交換を行うための無数の袋状の構造〕があるべき場所にブドウの粒のような嚢胞が大量にできていて、得体の知れない液体が漏れていた。湿ったスポンジが酸素を奪い取っているようで、見るだけで息苦しくなった。

LAMは発症の初期段階では喘息《ぜんそく》や肺疾患と間違われることが多い。いまのところ原因も治療法もわかっていない。対処法は、肺の移植手術を受けるか酸素吸入を一生続けるかの二つに一つだ。酸素を人工補給しなければ、苦しみ抜いて間違いなく死ぬ。死までの時間は三日から三〇日。溺死や窒息死と同じである。

✝

話を聞きながら、彼女の口ぶりが単調で無感情なことに気づいた。きっと、これまで何度も同じ話をさせられたことがあるのだろう。

わたしと会う五年前、彼女は起死回生の期待を込めて肺の移植手術を受けたが、術後、ありとあらゆる合併症に苦しんだ。臓器移植手術につきものの拒絶反応を抑えるために免疫抑制剤を服用したが、この薬には、ウイルスに対する体の免疫システムを正常に機能させなくする副作用がある。

たとえば、成人のほぼ九〇％はＥＢウイルス〔幼少期に感染するありふれたウイルス。感染後、体内に潜伏し、免疫系が弱まったときなどに再活性化する〕に感染したＢリンパ球〔病原体から体を守る白血球の一種〕を持っている。しかし、体内にある細胞傷害性Ｔリンパ球がこれを除去してくれるので、ほとんどの人は自分がＥＢウイルスに感染していることに気づきさえしない。ところがヨランダは、免疫抑制剤によってＴリンパ球が激減し、ＥＢウイルスに感染したＢリンパ球が増殖したため、白血球の異常である白血病、つまり血液のがんを患うまでになった。

これは臓器移植後には珍しくない展開だが、そうと知ったところで慰めになるわけではなく、化学療法、いわゆる抗がん剤の副作用に苦しめられた。

免疫抑制剤のプレドニンを服用していたが、新しいバイオ医薬品が登場した。細胞レベルで酵素経路を遮断して白血球の増加を抑えるというもので、患者の生存期間を六か月から二四か月延ばすことができた。ヨランダは時間を稼ぐことができたが、その二四か月も終わりに近づき、移植されたヨランダの肺でふたたびＬＡＭが進行し始めた。

彼女の言葉には疲労がにじんでいたが、同時に、不屈の闘志も感じられた。明るく積極的で、冒険心があって機知に富むというのが、本来の姿なのだろう。だが、あまりにも長いあいだ体力の消耗を避ける暮らしを強いられたせいで、人生に新しい何かを加えるためにエネルギーを使おうとする様子は感じられなかった。

わたしは彼女に思う存分——体力が許す限り——話をしてもらい、聞き役に徹することにした。気がつくと、彼女の話はなんと二時間近くにおよんでしまった。

自分が何者であるかは自分が決める

ヨランダと妹は南米のガイアナで生まれた。五歳のときに一家でカナダに移住し、叔父、叔母、いとこが肩を寄せあって暮らす大家族の一員になった。母親は九人もいるきょうだいの長子で、ヨランダには人数がわからないほど、いとこが大勢いた。彼女はいとこたちのなかで最年長だった。

トロントの西隣、ミシサガで育った彼女は、カトリック系の学校に通い、ピアノとダンスを習い、熱心に本を読んだ。家族はしばしば休暇を取り、にぎやかなパーティーを開いて人を集め、明け方まで歌ったり踊ったりした。母親が七〇人分のクリスマス・ディナーをつくることも珍しくなかった。

両親が教育熱心だったので、ヨランダは夏休みになると、算数や読書の課題に取り組まなくてはならなかった。だが、早くも六歳のときに将来は科学者になりたいと思っていたほどなので、まったく苦にならなかった。トロント大学では社会心理学、つまり集団行動の心理学を学んだ。ヨランダを指導した教授の一人が、住まいを提供してくれたパティだった。ヨランダは食物新奇性恐怖の研究で博士号を取得した。これは異文化に対する不信感に関連することの多い怖れや抵抗感の一種だ。

ヨランダが得意にしていたのは、過不足なく正確なデータを引き出す質問票の作成だった。その能力のおかげで研究者の世界で引っ張りだこになり、仕事も選り取り見取りになった。前々からオーストラリアに住みたいと思っていたので、アデレードのフリンダース大学で行動科学の統計学を教えるポジションを選んだ。大きな決断を前にしても怯《ひる》むことはなかった。「気に入らなければ辞めればいいだけだもの。髪を切ってもまた伸びてくるでしょ」

†

アデレードでは仕事と余暇の絶妙のバランスを満喫した。そのうち、午後五時以降に仕事のメールを送ってくる人がいなくなった。時間を見つけてはハイキング、スキューバダイビング、クリフダイビング、スカイダイビングを楽しみ、サメやマンタと泳いだ。

だがそのころから、健康上の不穏な症状が現れ始めた。いま思えば、すでにＬＡＭが進行していたのだとわかるが、彼女は別の原因を考えて自分を納得させていた。呼吸困難に陥ったのは深海で水圧が高くなったから、パニック発作が起こったのは高山で酸素が不足したから、血痰が出たのは気管支炎をこじらせたから、といった調子だ。「気づかないうちに病気が悪化していたの。あのとき死なずにすんだのは幸運だったわ」

自虐ジョークにわたしが気づくのを待って、彼女は話を続けた。「冒険の最中に死んでも、やりたいことをやって死んだから悔いはない、という考えで生きてきた。やりたいことを先延ばしにするなんて考えは、これっぽっちもなかった。ウソみたいな話だけど、両親によると、わたしは八歳のときに『五〇歳までは生きられないと思う』って言ったんだって。こんな病気になるはるか前から、五〇過ぎの自分を想像できなかったみたいよ」

†

アデレードで四年間暮らしたあと、ふたたび両親の近くで暮らしたいと思ったが、カナダに帰る前に友だちと二人で旅をすることにした。

ペルーに行き、マチュピチュ遺跡をめざすインカ・トレイルを歩いた。最高地点は標高三六五〇メートル、全長四二キロの山歩きだが、ヨランダは信じられないほど疲れ、質《たち》の悪い高山病にかかったのだと思った。息ができず、食べることもできなかった。二〇歩も歩くと足が動かなくなり、集団から五時間も遅れてしまった。少しでも呼吸が楽になることを期待して、高山病に効くと言われているコカ茶を大量に飲んだ。そのとき三三歳だった。

トロントに戻って何人かの医師に診てもらったが、いずれも心気症〔心理的要因に起因すると考えられる症状〕と診断された。二〇〇九年一月、伝手《つて》をたどって米国メリーランド州の国立衛生研究所で診察してもらった結果、ＬＡＭという病名を告げられた。専門医たちにとっても、見たことがないほど深刻な部類だった。

ヨランダは打ちのめされた。ＬＡＭは、進行は速くないが、診断後の生存期間（中央値）はわずか二年だ。医師たちは、彼女がこの病に冒されてからすでに一五年以上経っていると推定した。突如「地べたに縛りつけられた」。スキューバダイビングもスカイダイビングもできなくなり、飛行機に乗ることさえ長時間は難しくなってしまった彼女は、診断後の数か月を泣き暮らした。

そのころ、将来をともにしたいと思う男性とつきあい始めていた。はっきり子どもが欲しかったわけではないが、可能性が閉ざされたのは辛かった。つねにやりたいことをやってきたので、いまさら「死ぬまでにやること」を箇条書きにしようとは思わなかった。死ぬのは怖くなかったが、残された家族が感じるであろう苦しみや痛みが怖かった。

†

自分の病気について詳しく知るために、ＬＡＭの専門医と患者が集う全国レベルの会議に参加した。専門的な話が聞ける二〇分単位のセッションに多数登録し、最新の研究情報、新薬の治験状況、患者同士の助けあい、移植、食生活などについて熱心に学んだ。

そこに集った患者のなかではかなり若いほうで、それが気落ちの原因にもなったが、一つだけ安心材料を得られた。いざとなったら死ぬのを手伝ってあげると約束してくれた友だちができたことだ（この時点ではＭＡｉＤはまだ合法化されていなかったが）。

ボストンのダナ・ファーバーがん研究所で働ける機会が舞い込んだとき、迷わず飛びついた。ハーバード大学の主要な関連医療機関の一つで、ＬＡＭの専門家とつながる機会も得られるかもしれなかった。ボーイフレンドとともにマサチューセッツ州に移り、五年間働いた。

その間、品質保証試験のデータ収集と解析を一〇〇件以上行った。ヨランダは、方法論が重視されるその仕事が大好きだった。「方法がいいかげんだと、結果を正しく解釈できない」。研究方法についてアイデアや助力を求めてやってくる研究者に、彼女は研究の精度を高める方法を教えた。

ダナ・ファーバーの件《くだり》で、彼女が事も無げに、「ＬＡＭに関する研究論文はあえて読まなかった」と言ったことにわたしは驚いた。

「自分が何者であるか《アイデンティティ》は自分が決めることでしょ。『彼女はＬＡＭ患者だ』なんて目で見られたくなかったの。責めるわけじゃないけど、病名を告げられると、自分をその病気の患者としか考えられなくなってしまう人がいるのよ。寝ても覚めても病気のことが頭にあって、なにかにつけてケアや研究の推進を求めるわけ。でも、それはわたしのスタイルじゃないし、そういう面で貢献したいわけでもなかった。

深刻な病気になると、身を守るためにしなくちゃならないことが増えるから、何のためにエネルギーを使うかは、よくよく考える必要がある。わたしは科学者として、治療については医師たちを信頼するだけ。この病気に簡単な解決策がないことはわかっている」

病気というフルタイムの仕事

話し始めてからずいぶん時間が経っていたが、わたしには先を急ぐべき理由はない。理路整然としたヨランダの説明に耳を傾けていたが、やがて話は重要な転機にさしかかった。それは望ましい結果をもたらすはずの転機だった。三八歳のとき肺移植の承認を得たのだ。難しい手術で、術後のケアも大変なものになるが、健康を取り戻せるかもしれないという期待にヨランダは胸を躍らせた。だが、ボーイフレンドにその話をすると、別れ話を切り出された。彼にとってヨランダの病気はともに背負うには重すぎたのだ。

二〇一二年一二月、ヨランダはピッツバーグ大学メディカルセンターで移植手術を受けた。母親もピッツバーグに飛んだ。そこでヨランダの体に新しい肺が「詰め込まれた」。彼女がそんな言葉を使ったのは、ドナーの身長が一メートル八〇センチを超えていたのに対し、ヨランダは小柄で一メートル六〇センチもなかったからだ。

手術自体も過酷だったが、その後の状況はもっとひどかった。耐え難い吐き気、移植された肺からの空気の漏れ、血管が詰まる塞栓症《そくせんしょう》、移植後の悪性腫瘍、腎機能障害などが束になって襲いかかってきた。体重が三〇キロ近くまで減り、静脈カテーテルによる栄養補給が必要になったこともある。その間、母親がつきっきりで看病してくれた。

✝

ついにヨランダは、もう働けないという現実を受け入れてカナダに戻った。トロントの東、車で四〇分ほど離れたウィットビーという小さな街にある両親の家に引っ越した。その後、トロント総合病院の臓器移植部門で頻繁に診察を受けるうちに、病院に近いパティの家に落ち着くことになった。

こうして人生の可能性が小さくなっていった。一日に一九時間も眠った。ベッドから起き上がって着替えるだけで三時間かかった。ミシェル・オバマの回想録『マイ・ストーリー』（集英社）を読むのに一年かかった。一日に三ページも読めなかったからだ。重い本を持つのに疲れるのだと考えて読書テーブルを買ったが、たった一ページで疲れ果ててしまうことを思い知らされた。

健康な人は病気がフルタイムの仕事であることを知らない、とヨランダは言う。それはお金がもらえる仕事ではなく、お金を払ってする仕事だ。彼女は公的な障害保険を受給する資格があったが、障害が継続していることを証明するために四か月ごとに書類を提出しなくてはならなかった。致命的な病気なのに、その手続きを求められた。治療薬のためにも特別な書類が必要だった。保険給付を受けるために、担当窓口をたらい回しにされながら何時間も電話でやり取りしなくてはならず、悔し涙を流したこともある。両親が助けようとしてくれたが、高齢の彼らには仕組みが複雑すぎ、すべての負担が彼女にのしかかった。

†

ウィットビーに住んでいたとき、ホイール・トランス（Wheel-Trans）の悪夢が起こった。移動が困難な障がい者のためにトロント交通局が提供しているドア・ツー・ドアの送迎サービスだ。その当時、車を運転していなかったヨランダは、どこへ行くにもこのサービスを利用していた。しかし二〇一八年、バリアフリーのバスが導入されたことにともない、このサービスが利用できなくなってしまったのだ。

ヨランダは、自分でバス停まで行くことになったら、疲れ果ててバスに乗ることなどできないと訴えたが、当局は、ヨランダの障害はホイール・トランスが必要なほど重くないと考えた。彼女は弁護士を雇うためにお金を集め、自力で公聴会に出席した。三か月の時間と一万五〇〇〇ドルの費用をかけた裁判で、ヨランダは勝利した。だが喜びも束の間、最近ホイール・トランスから届いた通知には、利用者全員の資格を再検討すると書かれていた。

†

これらすべてにも増して、絶え間ない痛みに苦しめられた。「肺胸膜〔肺を覆う薄くて透明な二層の膜」は痛みを感じないなんて言う人がいるけど、とんでもない！」と珍しく怒りを露わにした。

ピラティスのインストラクターを見つけ、肺活量を増やすためのエキササイズを教わった。「ピラティスに出会わなかったら死んでいた」と断定口調で話したが、確かに肺活量は改善した。たとえば六分間の歩行試験では、正常値の四〇％に相当する距離を歩くことができた。もっとも、そんな数字は実際の消耗感とはほど遠かったのだが。

ヨランダの話は今後のことに移ったが、見通しは明るくなかった。彼女を診ているのはカナダでもっともすぐれた移植専門医の一人で、新薬も市場に登場しようとしていたが、その新薬を投与してもらうには再度の肺移植を行う必要があった。最初の移植手術後に味わった耐え難い苦しさを思うと、その選択肢はあり得なかった。移植手術からの六年間で、手術前より症状が改善したのは直後の六か月だけだった。自分のような小柄な人間に適合する肺は、子どもに与えられるべきだという思いもあった。だがなんといっても、とにかく疲れ果てていた。

「気力も体力もない。もうボロボロなの」

さよならを言う時が来た

これほど長時間話し続けた彼女のスタミナに驚かされたが、同時に、自分の状況を知り尽くしたうえで、彼女が死を望んでいることもわかった。

「最初のうちは肺機能の衰えはゆっくりだったから、そんなに気にならなかった。でも数年前から、いつも疲れを感じるようになった。肺が正常に働かないから、いつも筋肉が強ばってるの。自由に動けないから体はカチカチ。快適に過ごせる時間なんかない。眠りの質もひどくて。椅子に座っているのも、声を出すのも一苦労なの。音があると大きな声を出さないといけないから、音楽も流せなくなった。横隔膜が固くて前かがみになれない。ベッドメイキングもできない。底がぺたんこの靴しか履けない。人と話すのが難しい。できないことだらけ」

さらに苦痛のリストが続いた。

「何かをうれしいと感じることなんかなくなった。悲しいと感じることもない。もう何も感じなくなってしまった。うつかと思うこともあるけど、移植手術後のケアが専門のセラピストは、うつじゃないと言ってる。わたしみたいにただ生きているだけの人間にとっては、それがごく普通の反応なんだって。一日の中で一時間の呼吸訓練しかできない日もある。サボると、すぐに息が苦しくなる。マッサージしてもらっても肋骨と肋骨の間隔が少し広がるだけ。

大好きだった料理もしなくなった。一人では外出もできない。人生から得られるものがなくなってしまった。だれかに世話してもらわないと生きていけないなんて、自立していた昔の自分とは全然違う。もう自分じゃないみたい。ずっと前から、旅行できなくなったり、したいとも思わなくなったら、つまり世界に対する関心を失ったらってことだけど、そうなったら人生を終わらせる潮時だと覚悟してた」

彼女の話は終わりに近づいた。

「とうとうその時が来たんだと思う。さよならを言う時が来たのよ。人生の半分以上この病気と闘ってきたんだから、やめる準備はとっくにできてるわ。いまでも、友だちや家族と一緒にいて幸せだと思える瞬間はあるよ。悲しいと感じる瞬間もある。でも、怒ることはないな。怒ったことなんか一度もない。これがわたしの運命だと思ってる。わたしはこの病気で死ぬ。どんなに生き続けても、わたしを救ってくれるものはやって来ない。唯一の問題は、安らかに死ねるのか、悲惨な死に方をするのかということだけ」

✝

彼女を抱きしめたかった。そして泣きたかった。彼女を苦しめる残酷な試練を思って、病気がなければ彼女が成し得たであろう仕事を思って、この病気の気まぐれな残酷さを思って、泣きたかった。でも、涙をこらえ、彼女がわたしに望んでいることをしなくてはならない。わたしの仕事はＭＡｉＤ申請の評価だ。わたしはヨランダに、あなたは死の介助を受ける資格がある、という判断を伝えた。

それから、ＭＡｉＤ当日までのプロセスと正式な申請に必要な手続きを教えた。彼女を診ている医師たちがＭＡｉＤに立ち会って、死の瞬間を見届けてくれるだろうということも話した。自分の患者が同じ状況に置かれたら、わたしならきっとそうする。さらに、わたしに連絡する必要が生じた場合に備えて連絡先の情報も伝えた。

ただし、わたしは彼女を診ているトロント大学ヘルス・ネットワーク（ＵＨＮ）〔トロント総合病院を含む一〇の施設と二万人のスタッフで構成される公的資金による医療機関〕に所属する医師ではないということも伝えた。ＵＨＮに顔が利くわけではないし、特権があるわけでもない。彼女が病気に対してなす術《すべ》がないのと同様、わたしもＵＨＮに対しては無力な存在だ。

わたしにできる最大限のことは、特権を持っている同業者の手に彼女をゆだねることだった。ヨランダには、心配は要らない、ＵＨＮのチームもわたしと同じ思いで臨んでくれるはずだと伝えた。彼らがヨランダの最期をきちんと見届けてくれることを、わたしは露ほども疑わなかった。

翌日、ＵＨＮにいる知り合いに電話して、ヨランダの件を伝えた。彼女のＭＡｉＤを承認すべきだという判断を伝え、彼女を診ている医師団のだれかがそれを裏づける評価を提出するべきだという考えを伝えた。彼はそれに同意し、準備が整ったら移植チームがＭＡｉＤを引き受けることになるだろうと言ってくれた。わたしが書いたコンサルテーションの記録が必要になることもないだろうとのことだった。

†

これでヨランダのＭＡｉＤについてはＵＨＮに引き継ぐことができた。だが、それからの数か月、いつの間にかヨランダのことを考えている自分に気づいて何度も驚いた。ＬＡＭに冒された肺のイメージが脳裏に浮かぶことさえあった。

彼女に電話して、何か困ったことが起こっていないか知りたいという衝動に駆られた。だが、それはさすがに不適切というものだろう。わたしはすでに彼女を、長年にわたって診てきた信頼できる専門家の手にゆだねたのだから。ヨランダは固く死を決意していたし、ＭＡｉＤの仕組みもよく理解していた。何かあっても、彼女は自分で乗り越えるはずだ。彼女にできなければ、ＭＡｉＤなどだれにもできないことになってしまう。

もう手を放せ、とわたしは自分に言い聞かせた。

第10章 死を介助する医師の苦悩

仲間たちが集まる場所へ

二〇一九年六月。トロントからバンクーバーに向かう機中で、わたしは自分の心に生じている変化に気づいた。

五時間の機中で医学雑誌を読みふけることができるうえに、向かう先は志を同じくする医療介助死協会のカンファレンスなのだ。胸おどる旅であってしかるべきなのに、なぜか心が晴れなかった。

†

そのころ医療介助死協会は、ＭＡｉＤ（医療介助死）関係者にとっての教育、推進、サポート、研究の重要な拠点になっていた。わたしはこの組織を誇りに思い、自分がその一員であることに価値を置いていた。

わたしには尊敬し信頼できる夫がいるし、支えてくれる子どもや友人もいるが、そんな彼らにも、ＭＡｉＤの体験を話すことは躊躇する。死の介助という仕事は、実態を知らない人には残忍で病的と感じられる可能性があるからだ。その点、この協会の仲間たちには何でも正直に話すことができる。

たとえば、すでに友を亡くし、身寄りもなく、このために生き続けたいと思う目的も愛する人もいない九八歳の女性のＭＡｉＤの評価をするとき、わたしは協会のサイトにログインして、よそでは口にできない問いを投げかけることができる。老い衰え、社会的つながりを失うことは、ＭＡｉＤの要件を満たすだろうか（二〇二一年の法改正によって「満たす」と判断されることになったが、それ以前は判然としなかった）。それは、治癒不能な苦しみと判断できるだろうか？

そんな問いに何十通もの回答が寄せられ、わたしはそれを夜遅くまで読みふけった。単純な「イエス」か「ノー」ではない思慮深い応答ばかりだ。こうした情報共有は、わたしにとってかけがえのない支えだった。

†

そんなかけがえのない仲間と会えるというのに、なぜわたしは楽しめなかったのか？

彼らとの交流は、過去四〇年間に参加したどんな会議より刺激的だった。ほかの多くの会議は継続的な医学教育の一貫として参加を義務づけられたものだったので、内容が退屈だと、わたしは平気で居眠りをした。

だが医療介助死協会のカンファレンスは違う。活気にあふれ、共通の目的があり、自分がやっていることの正しさを再確認させてくれた。特に二〇一七年にビクトリアで開かれた最初の大会は、一〇〇人以上が集い、メールのやり取りでしか知らなかった人と顔を合わせ、ネット上での会話の続きをリアルな空間で深められる貴重な機会となった。

ＭＡｉＤはたえず変化し、新しい情報が流入し続けている。その意味でも、二〇一九年のバンクーバーでの大会はわたしにとってハイライトになるはずだった。参加者は最初の大会からわずか二年で三倍に増え、最新の研究発表から実践的デモンストレーション、関係諸団体の紹介に至るまで、有意義な講演やセッションが目白押しだった。

わたしは今回のカンファレンスに、ＭＡｉＤ評価者になることを検討していた同僚のローリー・モリソンを口説いて一緒に参加していた。カナダにはもっと多くのＭＡｉＤ提供者が必要だったからだ。カンファレンスに集う人びとのエネルギーと献身ぶりに触れれば、ローリーもその気になってくれるのではないかと期待していた。

理想と現実のギャップ

それなのに、なぜわたしは気が晴れず、不安さえ感じていたのか？

たくさんの患者を抱えていることが一因なのはわかっていた。ＭＡｉＤは微妙なケースがほとんどで、対応する医師の心理的負担は大きかった。たとえば、家族に内緒でＭＡｉＤを申請してきた女性患者がいた。慢性的な痛みに耐えかねて申請してきた男性患者は、まだ五〇歳という若さだった。

もっと悩ましかったのは、要件は間違いなく満たしているのに、過去に二度心変わりしている女性患者の存在だ。いずれも最後の瞬間での翻意だった。本当は死にたくないのではないか？　自分のほうを向いてもらいたくて申請したのだろうか？　死が怖くて直前に気が変わったのだろうか？　だとしたら、恐怖を和らげるために何ができるだろう？　身体的苦痛ではなく孤独のせいで死にたがっているのだろうか？

どんな要請でもわたしは真剣に受けとめた。実際に死の介助を行うまで、数週間から数か月間、患者の様子を見守った。そうすることで患者との関係は深まるが、もしかしたら深く関わりすぎているのかもしれなかった。だが、どこで線を引けばいいのかわからなかった。

自分が新規のＭＡｉＤ要請を避けたがっていることも薄々《うすうす》感じていた。電話を受けたアシスタントに、「概要を聞いておいてちょうだい。あとでこっちから電話するから」などと応じることが増えていた。本当に死にかけている人だけを回して、と思うことも一度や二度ではなかった。

†

さらに、わたしにとっての理想のＭＡｉＤは実現困難なことが明らかになりつつあった。わたしの理想は、人が生まれてから死ぬまでをケアするホームドクターが死の介助を行うというものだ。

そんな理想が実現するための条件として、ＭＡｉＤ担当医がどんどん増えることを期待していたし、そうなる道筋も想定していた。

まず、ホームドクターがＭＡｉＤを希望する自分の患者をわたしに紹介する。わたしはそのホームドクターに死の介助の現場に立ち会ってもらい、ＭＡｉＤの何たるかを理解してもらう。次に、その医師の別の患者がＭＡｉＤを希望したら、こんどは彼が死の介助を行い、わたしはサポートにまわる。さらに次の患者から申請があれば、彼はそれを、ＭＡｉＤ未体験のホームドクターに教える機会として活用する。そんなサイクルをつくれると考えていたのだ。

だが、現実はそんなふうには進まなかった。医師たちは特に抵抗なく患者をＭＡｉＤ担当医に紹介してくれたし、最期の瞬間に立ち会うこともあったが、自分の手でそれを行おうとはしなかった。その結果、カナダでは、ＭＡｉＤの八五％が患者と面識のない医師によって行われている。ＭＡｉＤ担当医はたかだか一時間ほど患者と話して評価を行い、死の介助を行う。つまり、患者は地上での最期の瞬間を見知らぬだれかに託しているのだ。わたしには、それを受け入れ続けることができなかった。

†

わたしはＭＡｉＤを申請した患者一人ひとりについて、日記のような記録をつけていた。まず詳しい個人情報を一人一ページ、場合によっては二ページに記入し、その後、毎回の面談記録をつけた。どんな人なのか、なぜ依頼をしたのか、背後にあるストーリー、決意を支えている信念や価値観などを書き記した。それなのに――この仕事を始めてからわずか三年しか経っていないのに――彼らの名前やストーリーの記憶が薄れつつあることに、わたしは心苦しさを覚えていた。

しかも、みるみるうちに、死の介助は特別な専門家だけの難しい領域になっていった。ＭＡｉＤを提供する医師を見つけるのは難しくなり、予約するのはもっと難しくなった。患者の気持ちを思うと、そんな状況は気に入らなかった。最後の救いを死に求めている患者に、このうえ死をさらに困難にすることはなんとしても避けたかった。

医師自身のことを考えても、それは好ましいことではない。ＭＡｉＤ従事者が限定されるほど、専門家たちの議論が精緻化されるほど、わたしたちに――わたしたちだけに――

新たな法律を解釈する役割が期待されるほど、ＭＡｉＤ従事者とそれ以外の人びとのあいだの溝が広がっていく。

わたしは四〇代のころを思い出した。当時わたしは、二人三脚で働いていたキャロリン・ベネットと年間三〇〇件もの出産にたずさわっていた。週末に一三人も赤ちゃんを取り上げたこともあり、ほとんど分娩室で寝起きしているような状態だった。わたしはキャロリンに、「わたしたちって、もうホームドクターじゃなくて産科医だよね」と言った。「もし倒れたら、助けてくれる人がどこにもいないんだけど」。ＭＡｉＤもいま、まさにそんな感じだった。

✝

もう一つ、意識の底に押し込んでいた記憶がよみがえった（わたしは不快なものをなんでもそこに押し込んでしまう）。それは、ある患者のＭＡｉＤをめぐって検死官とのあいだで起こった不穏な出来事だ。その種の問題に遭遇したのは、そのときがはじめてだった。

患者は間質性膀胱炎〔頻尿、尿意切迫感、膀胱・尿道の痛みを症状とする原因不明の炎症〕に苦しむ八二歳の女性だった。その病気自体は直ちに命に関わるものではない。彼女は虚弱で継続的な痛みを感じていたが、ＭＡｉＤの要件は満たしていなかったので、観察を継続する必要があった。その際、だれも触れたがらない微妙な問題があった。彼女は高額の高齢者施設に住んでいたのだが、亡くなる前に蓄えが底をつくかもしれなかったのだ。そうなると、オンタリオ州が運営する長期療養施設に移らなければならない。

わたしは、それが理由でＭＡｉＤを申請したのかとはたずねなかった。その種のことは、患者の暮らしや仕事の様子を観察すれば判断できるようになっていたからだ。コミュニティで活動する緩和ケアチームといっしょに働いた経験から、年齢や症状によって変わる介護のレベルと費用を推定する方法も知っていた。

だが、検死官も経済的理由でＭＡｉＤが行われる可能性に目を光らせていることは、そのときはじめて知った。検死官は警察官のような疑いの目で細部まで観察する。彼らは死者にとっては擁護者であり、ＭＡｉＤ担当医にとっては裁判官だ。

その女性患者が息を引き取ったあと、わたしは検死官に報告の電話をかけ、電話に出た診療看護師に状況を説明した。すると、気がかりなほど長い沈黙があり、「折り返し電話しますが、検死官が別件で席を外しているので、少しお待たせするかもしれません」と言われた。

胸騒ぎがした。看護師はあきらかにわたしの説明に納得していなかった。検死官と協議しなければならないと感じたのだ。もし検死官に疑われたら、今後の仕事に大きな支障が生じる。

検死官が医師のＭＡｉＤ評価に疑義を呈したら、医師の将来が断たれる可能性がある。最悪の場合、罪に問われるかもしれない。医師会に通報され、懲戒処分や医師免許停止に処される可能性もある。そこまでひどくなくても、それ以後のＭＡｉＤ事案は疑いの目で検討されることになるだろう（それだけでも十分やっかいだ）。

そのため、ＭＡｉＤの申請は二人の評価者が認めなければ受理できないことになっている。この患者の場合も、わたしともう一人の医師が申請を受理することに同意していた。だが、検死官に電話をするときには、わたししかいなかった。

わたしにできることは、検死官からの折り返しの電話を待つことだけだったが、一時間経ってもかかってこなかった。亡骸《なきがら》のそばに座っている二人の娘には、ちょっとした手違いで手間取っていると説明してその場を取り繕った。ようやく電話があり、診療看護師から「遺体を処置していただいて大丈夫です」と言われた。だが続きがあった。「あなたに警告が発せられたことをお伝えしておきます」

その後、だれからも何の連絡もなかった。疑いは晴れたようだが、胸騒ぎの記憶が残った。

✝

エドの記憶もよみがえった。少し前にＭＡｉＤを提供したばかりだが、わたしの患者のなかではもっとも孤独な境遇の人だった。六〇代前半で、急性狭心症と心臓の複数の閉塞を患っていた。彼の要請を取り次いだＭＡｉＤコーディネーターのジュリー・キャンベルは、たぶんステントが必要なだけだと言ったが、診察した医師たちから突然死もあり得ると言われた彼はすっかり震え上がっていた。自分ではコントロールできない突然死を恐れる患者が、準備を整えて計画的に死にたいと願うのは、理解できないことではない。

わたしは心臓専門医に電話して、エドを診察して、手術は危険ではないし、突然死ぬこともないと話して安心させてほしいと頼んだ。

数日後にエドから電話があったが、まったく安心しておらず、MAiDの準備を急いでいた。その電話も、ペットの猫を引き取ってくれる人の家に連れていく道中からのものだった。運転中に心臓発作で死ぬかもしれない、そうなったら猫がどうなるか心配だ、と怖れている様子が電話の向こうから伝わってきた。

トムのケース〔第8章〕の再現のように感じた。あのときはMAiD以外の選択肢を探そうと奔走して失敗した。同じ間違いを繰り返してはならない。つまりエドの主治医にはなりたくなかった。そこで、彼がもともとかかっていた心臓専門の主治医（エドを安心させてほしいと依頼の電話をかけた医師とは別の医師）に電話したのだが、それが裏目に出て彼女を怒らせてしまった。「治る病気の手術を拒んでいるの？　それなら精神障害よ。MAiDの資格なんて、あるわけないじゃない」

ということで、またわたしにお鉢が回ってきた。エドを助けられるのは、わたしだけになった。

MAiD当日、わたしがエドの家に着いたとき、彼は一人ぼっちだった。若い男がやってきたが、ペットの毛むくじゃらの犬を引き取ると、すぐに帰って行った。その後、エドはイギリスにいる弟とスカイプで話したが、薬を投与する前に弟は接続を切った。

エドの教会の牧師が現れたとき、わたしは安堵のあまり彼をハグしかけたほどだ。だがエドが息を引き取り、検死官からの折り返しの電話を待っているとき、牧師はさっさとその場を立ち去ろうとした。「葬儀会社が遺体を引き取りに来ます」と彼は言った。

「家のことはどうすればいいの？」わたしは牧師の背中にたずねた。

「何もしなくて大丈夫です。このままにしておいてください」

わたしは言われたとおりにした。検死官から電話がかかってくるまでの長く感じられる数分間、わたしは遺体の隣に座っていた。電話が終わると、わたしは立ち上がり、後ろ手で部屋のドアを閉め、葬儀会社がすぐに来てくれることを願いながら家を離れた。ただ一人、ぽつんとそこに横たわるエドのことは考えないようにした。

†

いま当時を振り返ると、自分は谷底に落下していたのだとわかるが、当時は山道を登っているような気がしていた。霧がかかって前が見えない、曲がりくねった道を歩いていた。ＭＡｉＤを取り巻く地形全体には意識が回らず、次に踏み出す足元だけを見ていた。だから崖を踏み外し、気がついたら空中に放り出されていた。

ハイリスク医療

複雑な気分でバンクーバーに到着したわたしだったが、医療介助死協会のカンファレンスは何事もなく順調に始まった。

グローブ・アンド・メール紙の医療担当記者であるアンドレ・ピカールが基調講演を行った。早くからMAiD合法化を訴えていた一人だ。彼の講演はそれまでにも何度か聞いているが、どれも同意できる内容だった。カナダの高齢者ケアの現状と改善を訴えた著書、『高齢者を見捨ててはならない』(*Neglected No More*：未邦訳)も高く評価されている。

その日彼は、医療介助死をめぐる報道の質が良くなってきたと話した。患者が何年生きたかではなく、いかに生きたかに焦点が当てられるようになった。死を早めることでよりよい生を手に入れようとする患者が増えた結果、MAiDが利用できる地域では、緩和ケアの選択肢も質も目に見えて向上しているという。我が意を得たりという思いで、わたしはその話を聞いた。

それはうれしい報告だった。MAiDは仕方なく選択するものではなく、積極的な願望によって選択されるものであるべきだ。

†

明るい展望を聞けたこともあって、「持続可能なMAiD――より良い死の介助サービスの創造と維持のために」と題する講演が始まったとき、わたしの気分はすっかり晴れやかになっていた。やや有頂天《うちょうてん》になっていたかもしれない。

その講演を行ったのはハミルトン健康科学センターの医療倫理学者、アンドレア・フロリック博士だ。社会人類学者でもあり、アーティスト、そしてダンサーでもあるという多彩な才能の持ち主だ。二年前、アシュリーの件で電話したとき、しっかり話を聞いてもらったのを記憶している〔96ページ参照〕。

とはいえ、フロリック博士は医師ではない。彼女は自分自身を「プロの医師ウォッチャー」と呼んでいる。その講演で彼女は、MAiDの医師たちに、心身を良好に保つ方法を教えようとしているようだった。退屈な話になりそうだ。それまでの三年間、その手の話はいやというほど聞いたが、すべて右から入って左に抜けていった。「自分にやさしくあれ」などという話は、ありがたがる人もいるかもしれないが、わたしには必要ないと思っていた。

「いまから、みなさんの心に爆弾を投げこみます」と彼女は話し始めた。頭の中で疑問符が点滅した。経験豊富なプロ集団に向けて爆弾？　お手並み拝見といきますか。

彼女はこんな質問を矢継ぎ早に投げ込んできた。苦痛とは何ですか？　それを数値で表せますか？　どうやって計算しますか？　だれが判断するのですか？　患者が希望する死を提供しようとする医師にとって、患者に残された能力《コンピテンシー》とは何ですか？　医療行為とみなされるMAiDと、過失致死に問われるMAiDの違いは何ですか？　患者の擁護者であるべき医師が、患者の死に手を貸すことができるのはなぜですか？

わたしは思わず固唾《かたず》を呑んだ。予想していたような、当たり障りのない講演ではなさそうだ。

「オランダでは、MAiDは通常の医療行為とは見なされていません」とフロリック博士は続けた。「オランダでは死の介助を行った医師には休暇が一日与えられるので、医師はその経験を消化して受け入れることができます。数字上も、オランダとカナダはほとんど真逆です。オランダでは、MAiDの八五％はホームドクターによって行われています。つまり大半のケースが、患者のことをよく知っている医師によって行われているのです。しかも、一人の医師が行うMAiDの件数は、カナダのMAiD担当医よりはるかに少なく、キャリアの全期間を通して平均五件です」

五件！　医師としてのキャリアの全期間を通じて！　あまりのギャップに体が火照《ほて》った。そのとき、その瞬間だけで、わたしは五人以上のMAiD患者を抱えていた。

話はさらに続いた。オランダの医師たちは、たずさわったすべての介助死からなんらかの影響を受けていることを隠さない。言葉の言い換えによって現実をあいまいにすることもない。彼らは「死の介助を提供する」とは言わず、「死なせる」と言う。

わたしには、とてもそんな言い方はできない。

その話を聞いて、数か月前に夫と交わした会話を思い出した。深く考えることなく、記憶の片隅に押し込んでいた一幕だ。

夫のボブが弁護士である友人とランチを食べていたとき、こうたずねられた。「ジーンはちゃんとだれかに話してるのかな？」

「何の話？」とボブ。

「自然死以外の死に初動対応する仕事の人は……」と、友人は話し始めた。「つまり事故や殺人や自殺による死を扱う警察官や救急救命士、消防士なんかのことだけど、彼らは仕事でそういう体験をしたときには、専門家のカウンセリングを受けることになっている。話したければ話せるということじゃなくて、話すことが義務づけられているんだ」

その夜、夕食のときにボブはわたしにその質問をしたが、なぜそんなことを言い出すのだろうとしか思わなかった。

†

「ＭＡｉＤが終わったら、立ち会った看護師が感想を話せるように……」

「そうじゃなくて」とボブがわたしの話を遮った。「ぼくが知りたいのは医者のことだ」

「ああ、若いドクターにはそういうことも必要かもしれないけど……」

ボブが再度わたしの話を遮った。「ジーン、ぼくはきみのことを心配してるんだ」

「わたしなら大丈夫。大丈夫だって」

わたしはその記憶を振り払い、フロリック博士の話に意識を集中させた。最後に彼女は
MAiDは「ハイリスク医療」だと言った。
え、何て言った？　ハイリスク医療？　その言葉の意味は知っている。外傷の治療はハイリスクだ。救急医療もハイリスクだ。わたしはかつて三〇年間、かかりつけの産科医としても働いたが、これほどハイリスクな分野はない。何事もなく終わるはずの出産が、一つ間違うと一瞬にして危機的状況に陥って、どっと冷や汗をかくことになる。
MAiDはそういう医療とは全然違う。親しくしている医師のなかには、あなたは医療過誤で訴えられる心配はないからいいわね、などと暗い冗談を言う人もいた。「患者が死にさえすれば訴えられないんでしょ？」

✝

しかし、フロリック博士の問題意識はわたしのそれを超えたところにあった。MAiDがハイリスクの医療だというのは、患者にとってではなく、医師にとってのことだったのだ。MAiDの要請件数の増え方と、提供できる医師の総数を考えると、七〇〇人の医師不足が見込まれるという。とても持続可能とはいえない。

いまの体制ではとてもまかなえず、そのしわ寄せは一部の医師に来る。もちろんわたしにも。

「みなさんが自分自身を大切にしないと、このシステムはすぐに破綻します」とフロリッ

ク博士は言った。ＭＡｉＤにたずさわる医師は、共感疲労や外傷性悲嘆によって燃え尽きてしまうだろう。彼女が使った「心が壊れる」という言葉が胸に突き刺さった。

壊れかけている自分に気づく

わたしは講演終了後に講師に歩み寄るタイプではないが、このときはそうせずにはいられなかった。ぜひフロリック博士に話しかけ、講演のお礼を言いたかったし、じつは以前電話で話したということも伝えたかった。やがて人垣《ひとがき》がなくなってわたしだけになった。にこやかな表情でわたしを受け入れてくれている彼女に、わたしは話しかけた。「一言お伝えしたくて。いまのお話が……」

驚いたことに、そこで言葉に詰まり、涙があふれた。一瞬戸惑ったような彼女の視線が、すぐに慈愛の眼差しに変わった。わたしは恥ずかしくて消え入りたいほどだったが、この反応こそ、彼女が講演で警告したことにほかならなかった。わたしの心は壊れかけていたのだ。

彼女が「どこかで話しましょうか」と言いかけたとき、わたしは会議室を飛び出し、会場のホテルからも飛び出して、ウォーターフロントに続く長い歩道を走っていた。頭の中が真っ白になり、足元が霞《かす》んだ。どれほどの時間、海を眺めていたのかもわからない。心が剥き出しになってしまって、ひどく動揺していることだけを感じた。

✝

カンファレンスに誘ったローリーに、どんな顔をして会えばいいのだろう。幸い、彼女は知り合った麻酔科医たちとなごやかに過ごしていたが、わたしの動揺を見たら裏切られたと思うかもしれない。そんな彼女に、この気持ちをどう伝えればいいのだろう。

わたしは自分の心に去来した思いを、変節、あるいは仲間に対する裏切りのように感じた。いまでこそ医療介助死協会は、情報の共有だけではなく、MAiDにたずさわる医師たちが仕事上の疑いや不安を素直に打ち明けられるフォーラムになっている。だが初期のころ、わたしたちはお互いを鼓舞し、自分たちがMAiDを牽引するのだという使命感のようなものに突き動かされていた。そのカンファレンスも、不安や疑いを表に出せるような場ではなかった。社会全体が医療介助死を受け入れるまで、自らの弱さは表に出さずにがんばる、というのが全員の暗黙の了解になっていた。

わたしは、自分の弱さを道徳的失敗のように感じた。

わたしはこの仕事に多くのものをつぎ込んで献身的に取り組んできたが、突然、精も根も尽き果ててしまいそうな未来が見えた。自分には無尽蔵の力があると感じていた。わたしは四八時間寝ずに赤ちゃんを取り上げ続けた人間だ。MAiDの現場では、意識を目の前の注射器だけに集中できる人間だった。

そんなわたしが壊れかけている？　わたしはいったい何者なのだろう？

✝

わたしは大きなため息で迷いを断ち切り、もう一度カンファレンスの会場に戻った。次の講演のテーマは、認知機能に問題がある患者を評価する際のガイドラインに関するもので、すべてのＭＡｉＤ担当医にとって重要な内容だった。

ＭＡｉＤを求めている患者の認知機能低下という悩ましい問題を解決するには、すべての評価者が依拠できる確固たるルールと基準が必要だった。提供当日に本人が同意を表明する能力を喪失してしまっているという事態は、なんとしても避けなくてはならない。発表を聞いている全員が、患者の希望を叶えられなかったり、認知能力低下の兆候を見逃したり、着手をためらって手遅れになってしまったりした苦い経験があるに違いない。

わたしは真っ先に手を挙げてシーラ〔第６章〕の話をするべきだったがそうはせず、心を閉ざして、黙って講演が終わるのを待った。

帰路の空港では、チェックインの行列の先にフロリック博士がいたが、気づかないふりをした。

よみがえった三つの記憶

家に戻り、カンファレンスで自覚した心の乱れを押し殺して平常に戻ろうとしたが、さまざまな記憶がよみがえってわたしを悩ませた。

まず思い出したのは、まさに今回のように自分が壊れかけた記憶だ。何年も前のこと、最初の結婚が破綻しかけていた。わたしは女子大学病院の分娩室で長時間勤務をこなし、病院中を走り回っていた。どうすれば約束の時間に子どもたちを父親のもとに連れて行けるだろうと考えながら裏階段を駆け下りていたとき、ある確信に襲われた――こんな暮らしはいつまでも続かない。わたしは病院を飛び出し、二ブロック西の公園まで走った。ベンチに倒れ込み、行き交う車の騒音の中で声をあげて泣いた。

心の鎧を脱ぎ捨てて感情を爆発させたのは、それがはじめてだった。若い盛りにありながら、突如、もう生きていけないという思いに襲われたのだ。後回しにしていたあらゆることが一気に押し寄せてきた。三〇分も経ったときだろうか、泣き疲れた心に「もういい、そこまでにしなさい」という声が聞こえた気がして、仕事に戻った（あれは父の声だったのだろうか）。

†

次に思い出したのは、燃え尽きかけた人と出会ったときの経験だ。医師として働き始めて間もないころ、困窮している女性のためのシェルターで働いている若い女性が、休養を取りたいと言ってやってきた。理想をめざしてがんばっている誠実で繊細な人だった。弟が出生時の外傷で脳性麻痺障害を抱えていて、家ではそのケアも手伝っていた。彼女から文字盤を使った意思疎通の方法を教わった弟は、出版もされる詩人として成功を収めた。

ところがそのころ、シェルターに避難している女性の夫が妻の居場所を見つけ、施設のスタッフを脅《おど》すという出来事が繰り返された。あまりにも執拗な脅迫を受けたせいで、彼女まで職場に行くことができなくなった。文字通り、ドアを開けて建物の中に入れなくなったのだ。

そのころはまだ、社会の中にトラウマ性ストレス障害に対する同情や理解はなかったが、わたしは彼女に傷病休暇の必要があるという診断を下した。当時、この種の問題を解決するために使えたのは、州の福祉プログラムでもなければ、メンタルヘルスの分野で蓄積されたリソースや知見でもなく、失業保険と精神疾患認定だけだった。

彼女を診るようになって数週間経ち、数か月が経った。診察室で泣き続ける彼女を見ていると、職場に戻る力がないのは明らかだったので、ほかの仕事を探すよう勧めた。その助言が正しかったのか、いまでもわからない。逃げ出したという敗北感や被害者意識が、その後の人生を支配することになってしまった可能性は否定できない。

いずれにせよわたしの胸には、燃え尽きた彼女の記憶が深く刻まれた。報われることの少ない仕事に献身する人が、働く能力や気力を喪失してしまうなどということが許されていいのだろうか？　それと同じことがいまのわたしに起きているのだろうか？

✝

第三に、フロリック博士が講演のときに持ち出したバックパックが何度も頭に浮かんだ。回復力《レジリエンス》の比喩として使われたバックパックだ。彼女はあの日、実際に持参した自分のバックパックを講演台の上に置き、その中から彼女にとって意味のある物、彼女を支えている物を取り出して、聴衆に見せた。息子がプレゼントしてくれた穴の空いた貝殻。マフラー。絵。

心が壊れる前なら、そんなのは子どもだましと感じただろうが、わたしはその貝殻が気に入った。何の変哲もない貝殻だが、送り主の真心がこめられた完璧な貝殻だった。

陳腐なバックパックのアイデアなど却下しようとしたが、最終的にそれがわたしを救ってくれることになった（父からはよく、「おまえは頭がいいのに、ときどきとんでもなく愚かになる」と言われたが、そのときも彼がわたしの心の扉をノックする音が聞こえた）。

「バックパッキングの女王」

バンクーバーで襲った恐怖が消え去るまでに三週間かかった。そのころようやく、ＭＡ

iD関係の電話やメールから逃げなくなった。わたしは、何が自分を支えてくれるのだろうと考え始めた。わたしの魂に必要な慰めはどこから来るのだろう？

最初の慰めは、リズという患者を通してもたらされた。一年の予定でドイツに渡り、そこで中年期を生き抜く知恵についての本を書こうとしていた。バックパックの喩《たと》えを使うつもりだと言うのを聞いたとき、できすぎた偶然の一致に思わず笑ってしまったが、気づいたら、笑った理由を延々と説明していた。フロリック博士の講演、バックパック、貝殻。

いま思い出しても赤面するが、心の中でも使わないようような表現で、思いの丈をリズに語っていた。「壊れた貝を持っていたのはわたしだったの。講演を聞いているとき、天が崩れ落ちてきたような気がしたわ」。わたしはリズのために使うべき診察時間を完全に横取りしてしまった。そんなことをしたのははじめてだったが、時計を見ると、なんと二五分間もしゃべり続けていた。

次の慰めは、死を二週間後に控えた患者との交わりからもたらされた。彼女は、友人たちにプレゼントするために、さまざまな思い出が刻まれた形見の品を詰めた「小さなパック」を準備していた。どのパックにも、自分が死んだのちも憶えておいてほしいという願いを込めて、植物の種が入っていた。それを聞いたとき、またバックパックの話をしたくなったが、リズのときと違い、ただ彼女をそっと抱擁してその思いを受けとめた。

†

その晩、わたしは自分の迂闊《うかつ》さを叱った。比喩などではない実物を持っているのに、どうして見落としていたのだろう? わたしはバックパッキングの女王ではないか! ブリティッシュ・コロンビア州でのヘリ・トレッキングも、ネパールでのトレッキングも、モンタナ州での大陸分水嶺クルージング〔北米大陸を東西に分けるロッキー山脈でのアウトドア活動〕も、わたしはバックパックを背負ってやり切った。最近の引っ越しではバックパックがなんと二七個も見つかった(そのうち六個を残して処分した)。

わたしはいま、MAiDで使う薬をバックパックに入れて患者の家に運んでいる。

✝

バックパックはわたしの結婚生活の出発点でもあった。わたしは自分自身への五〇歳の誕生日プレゼントとして、アパラチアン・トレイル〔米国東部をアパラチア山脈に沿って南北に縦貫する長距離自然歩道〕で三か月のハイキングを行った。二〇キロ以上の荷物を背負って、岩だらけの一六〇〇キロ以上を踏破した。

メイン州からジョージア州に至る伝説のルートの存在は、一〇代のころナショナル・ジオグラフィック誌を読んで知った。総距離三五〇〇キロの少なくとも一部を走破するという夢は、その後何年も眠っていた。気づいたら、わたしは失敗した結婚生活の記憶を振り払おうとしている四九歳、三人の子どもたちは成人しつつあった。人生を次のステージに移すのに、この長距離ハイキング以上の方法があるだろうか。

出発間際に、わたしは出会って間もないボーイフレンドのボブを誘ったが、その体験を通じて強まった絆によって、彼はわたしの二番目の夫になった。二人で挑んだとはいえ、一緒に歩くことは少なく、前になったり後《あと》になったりしながら、それぞれのペースで歩いた。二人とも解決すべき問題があった。彼は依存症からの回復途上、わたしは自分が何者であるかを知ろうとしていた。

七日連続で野営したこともある。食料も燃料も尽きた八日目、わたしたちは道路に出て、ヒッチハイクで最寄りの町に向かった。安いモーテルを見つけ、洗濯し、シャワーを浴び、家に電話し（まだ携帯電話はなかった）、食料と燃料を補充した。

歩めども歩めども苦労の連続で、わたしたちは無意識のうちに互いの気質やスタミナを試すことになった。携帯コンロを三個爆発させた。雷を避けようとしてガラガラヘビを踏みそうになった。つねに水不足で、泥水やわずかな水の流れから何リットルもの水を濾過しなければならなかった。苦労の多い旅だったが、歩き切ったとき、二人は一つになっていた。

わたしは背が高くないので、バックパックは背丈ほど大きく、歩く姿はカタツムリさながらだっただろう。だがそのバックパックは、実際的にも比喩的にも、わたしにもう一度力を与えてくれる魔法のツールだった。その中にはナイフとコンロがあり、食料とテントが入っていた。バックパックによって、ボブとわたしは二人の関係を占うことができた。

それはわたしの根性と能力を試し、自由と独立を与えてくれた。

わたしを支えてくれるもの

そんなわたしが、なぜ自分が大切だと信じる仕事から逃げようとしたのか？　わたしはだれに対しても、ほとんど何も打ち明けない。それはわたしの性格の最良の点でもあるし、最悪の点でもある。また父の言葉が聞こえた。「おまえは角材で殴られないと、まわりを見ようともしないな」

悔しいけれど、アンドレア・フロリックの言うとおりだ。わたしには、彼女が言う、ばかばかしいけれどかけがえのないバックパックが必要なようだ。次の一歩を踏み出させ、守り、支えてくれるものでそれを満たす必要がある。「中に入れるものは、あなた自身のツールでなければなりません」と彼女は言った。「心を込めて自分で磨き上げたものでなくてはならないのです」

そのアドバイスを受け入れた瞬間、わたしに必要なものが、まるで魔法のように現れた。だれかの死を助けるためには、わたし自身がこれまでの常識とは違う新しい生き方に心を開く必要があることに気づけたのだ。

最近、高齢のユダヤ人女性の死を介助した。薬の準備をしているあいだ、子どもたちは母親を称えるユダヤの祈りを捧げた。鮮烈で真実に満ち、死と喪失の悲しさが胸に迫る祈りだった。部屋に満ちる祈りの声とすすり泣きに圧倒されそうになったとき、母親が手を上げて、「ここまでにしましょう」と言った。彼女に逝く用意ができ、子どもたちに母を見送る用意ができて、わたしが手を差し伸べるときが来た。

すべて終わったあとで、わたしは家族に、祈りの言葉を書いて送ってほしいと頼んだ。彼から届いたその祈りを、わたしは新しいバックパックに入れた。

†

バックパックに入れた次のアイテムは、アンドレアの貝殻に似ているかもしれない。わたしの父は農夫であると同時に大工でもあったので、地下室には木材や工具が雑然と置かれていた。一〇歳か一一歳のとき、まるで彫刻してほしいと語りかけてくるような木の塊を見つけたわたしは、父のナイフを使って男性の頭部を彫った。鼻の形は良くなかったが、あごはまずまずだった。全体的には完璧なバランスで、わたしは大いに満足した。表面を触るとデコボコの一つずつに重みが感じられた。

父に見せると、「それは何を表現しているんだ？」とたずねられた。考えていたわけではないが、思わず「世界中の飢えている人たち」と答えた。どこから来た答えかわからないが、父はうなずいてくれた。わたしはそれをコテージの食器棚に置き、いまもよく眺めている。わたしのために木の塊の中から姿を現してくれたような像だ。

七〇歳になったとき、わたしは木工を再開した。こんどはボウルや蓋付きの小箱を作っている。片手で持てるほど小さいものがほとんどで、ツルツルになるまで磨き上げる。どこまで薄く削れるか挑戦してしまうのは、丹念に作業してもわずかなことで完全な失敗に終わるという事実に魅入られているからだ。

わたしは木に導いてもらっている。自分の道は自分で決めると力んでいた過去を思えば、それは貴重な変化だ。意欲、手加減、集中、そして献身によって作品が完成するとき、木の塊の中に秘められていた必然の完成形が姿を現すことに、わたしはいつも驚かされる。

わたしのお気に入りは手のひらサイズのボウルだ。申し分のない出来だが、底を薄くしようとがんばりすぎたためにひびが入ってしまった。だが、レナード・コーエン〔カナダのシンガーソングライター、詩人、小説家〕が言うように、光はそこから入ってくる。わたしはそのボウルもバックパックに入れた。

✝

わたしのバックパックには音楽も入っている。最近も二曲追加した。二〇二〇年の夏、患者の自宅の庭で七〇代の患者（フレッドと呼ぶことにする）の死を介助した。庭で行ったのは新型コロナウイルス感染防止のためだ。室内で多人数が集まることは禁じられていたが、屋外なら多くの家族や友人を集めることができた。

開始時刻も遅かった。通常、午前八時半までに薬剤師がわたしの家に薬を届け、わたしは午前九時までに患者の元に到着する。だがこのときは、フレッドから「急ぐ必要があるの？」とたずねられたので、時間を変えたのだった。午後遅くに彼の家に着いたとき、お別れの会は始まってから何時間も経っていて、庭は食べ物、花、シャンパン、音楽であふれていた。

はじめて目にするような光景だったが、驚きはなかった。MAiDの実施に当たっては、こうしなくてはならないという規則はないからだ。どんな方法で行うかはすべて本人と家族が決めるが、たいてい命の祝宴となる。

フレッドが立ち上がって話し始めた。彼とガールフレンドは一七年間つきあっていたが結婚はしていない。だが、もし結婚式を挙げていたら、この曲で踊っただろうと思える曲が聞こえてきた。ルイ・アームストロングの「すばらしき世界《ホワット・ア・ワンダフル・ワールド》」だ。彼のダミ声は、ありふれた日常の中にある豊潤な香りに気づかせてくれる。何度聴いたことだろう。だが、傾いた午後の光が差し込み、人びとが揺れ、花の香りを運ぶそよ風が吹く裏庭に座っていると、はじめて聴く曲のように感じられた。

涙がこぼれかけたが――みんな同じだった――次の曲で堪《こら》えきれなくなった。デイム・ヴェラ・リン〔第二次世界大戦期のイギリスの歌手、女優〕が歌う「また会いましょう《ウィル・ミート・アゲイン》」だった。わたしは第二次世界大戦中に生まれたので、わたしと姉や妹たちの人生には、その時代の歌が染み込んでいる。デイム・ヴェラは最近一〇三歳で亡くなったが、わたしは、世代を越えて歌い継がれ、人びとを一つに結びつけるこの曲が大好きだった。

その日の庭には、コロナウイルスに負けることなく大勢の人が親しく集っていた。流れてくる曲に耳を傾けながら、わたしの心にさまざまな思いが去来した。

✝

フロリック博士の講演を聞く前から、わたしは多くのMAiD担当医たちから、患者の死を胸に深く刻むために、医師自身と残された家族のために、儀式的な工夫をするという話を聞いていた。たとえば、全員が灯《とも》したろうそくを手に持ち、それを吹き消すというようなことだ。

だが、効率とプロフェッショナリズムで責任を果たすことを重視するわたしは、儀式めいたことには興味がなかった。複雑な感情と折りあいをつけるのは家族の仕事であって、わたしの仕事ではない。わたしの仕事は単純だ。点滴ラインを確保し、薬を注入し、順序通りスムーズに切り替える。わたしは気配を消してMAiDという儀式を導く。務めを果たすために、そこに存在しない者になる。できるだけ患者の後ろに身を隠していたい。人びとの目は、わたしにではなく、死にゆく患者に向けられるべきだと思うからだ。

しかし、フロリック博士の講演を聞いたあとでは、バックパックに詰めたものがわたしの命綱になった。わたしを導いてくれた経験の断片。目的を明確にし、信念を後押ししてくれたものたち。

そして、それらさまざまなものを、完全なまとまりにしてくれる最後のアイテムが詩だ。

†

わたしは人生を通じて言葉とイメージを集めてきた。

子ども時代には、世界の出来事を報じる雑誌を切り抜いてスクラップブックに貼っていた。一〇代のころ、裏の古い農家で第二次世界大戦中の写真雑誌を大量に見つけ、何時間も夢中になって読み漁《あさ》ったのを覚えている。

大人になって詩と出会った。言葉とイメージの究極の統合だ。わたしは詩を書いた紙を財布の中にも、職場の引き出しの中にも、いたるところに入れている。

産科医をやめるときに看護師たちが寄せ書きをしてくれたノートがある。最初の一〇ページは、みんなが書いてくれた思い出や激励のメッセージで、それに続くページは、自分で書き込んだ言葉や詩だ。わたしは人生の節目節目で、そこに言葉を書き込み、そこに書かれている言葉を読む。ノートはコテージの机の上にあって、いつでも開くことができる。

いちばん大切な詩は、メアリー・オリバーの「野生の雁《ワイルド・ギース》」だ。最初の数行を読めばその理由がわかるだろう。「いい人でなくていい。くずおれ悔いながら砂漠を彷徨《さまよ》わなくてもいい。あなたの柔らかな体に愛するものを愛させればいい」。この一節を思うだけで、胸が締めつけられる。

燃え尽きる寸前まであがいた経験は、雁《がん》の鳴き声のように、過酷でとげとげしい刺激に満ちていたが、自分の居場所を再発見するためには、そこを潜《くぐ》り抜ける必要があった。

わたしはいま、ＭＡｉＤが合法化された日にトレッドミルの上で誓ったことに向かって、ふたたび歩み始めている。あの誓いによって、わたしは人の命を終わらせるという重荷を背負い、押し潰されそうになった。だが、いまではそれが、壊れそうになるわたしを支える力になっている。

第11章　ヨランダ——彼女が望んだ死

「残された時間は、生きるためだけに使いたい」

ヨランダからのメールを見たとき一瞬、状況が理解できなかった。

たっぷり時間をかけて話を聞いたあの日の午後から、数か月経った二〇一八年三月のことだった。ヨランダをトロント大学ヘルス・ネットワーク（ＵＨＮ）にゆだねたので、もうわたしの手を離れたはずだった。ＵＨＮは患者をしっかりケアするという定評のある医療機関なので、すでにＭＡｉＤ（医療介助死）は提供されているものと思っていた。

ところが彼女からのメールには、あの日会って話したのを覚えているかと書かれていた。それを読んで思わず声が出た。「忘れるわけがないじゃない」

ヨランダと話してわかったのは、ＭＡｉＤの準備が整わなかったということだ。彼女自身が納得できるまで調べ、考え、慎重に事を進めようとしたことで、時間がかかってしまったらしい。ようやく七月三一日に実施するということまでは決まったが、それを完璧に行うために、わたしに連絡してきたのだった。

それから四か月、ヨランダとわたしは何通ものメールを交換した（数えたら三七通あった）。そのほかにわたしは、彼女と関わりのある医師たちに合計三五通のメールを送った。実際にヨランダと会ったのは病院で二度、パティの家で二度だ。ヨランダは、満足に体を動かせるのは一日に四時間という状態だったが、わたしと同じくらい準備のためにがんばった。何事も人まかせや運まかせにしないのがヨランダという人だった。

†

彼女は病んだ肺と腎臓を研究のために提供すると決めていた。ということは、死後すぐに肺と腎臓を摘出するために移植チームが待機していなくてはならない。ところが、彼女は病院で死にたくはなかった。病院での死はあまりにも寒々しく感じられたからだ。彼女はＵＨＮと提携しているケンジントン・ホスピスで死ぬことも検討したが、そこで働くＵＨＮの医療従事者たちの仕事ぶりに何か安心できないものを感じたようだ。

わたしが自分のホームグラウンドである女子大学病院を勧めると、彼女は検討すると答えた。どこに決めたとしても、準備は五月半ばまでに終わらせ、六月と七月は、友人たちに別れを告げるための静かな時間にしたいというのが彼女の願いだった。「残された時間は、生きるためだけに使いたい」と彼女は言った。

彼女は、自分でするしかない準備の多さに悩まされていた。メールでのやり取りが必要な関係者――緩和ケアの医師、肺と腎臓の専門医など――を数えたら二五人もいた。わたしはそのなかの一人だ。移植チームは研究目的で肺と腎臓を摘出することに同意してくれたが、遺体を病院の安置所に運ぶ段取りは彼女が自分で整えなくてはならなかった。運び込まれた遺体をだれが受け取るのか？　だれが臓器を摘出するのか？　摘出後の遺体をだれが葬儀場に運ぶのか？　そうした諸々の手配のことで家族に負担をかけるつもりはなかった。

ホスピスに入るには、死が迫っていなくてはならない。その条件を満たすために、彼女は酸素吸入を中止すると申し出たが、それによって死に同意する意思表示ができないほど症状が悪化したらどうするのかという別の問題があった。

彼女は助けを求め続けたが、だれも手を差し伸べてくれなかった。それを聞いたら傍観者ではいられない。籍があるわけでもない大病院に、わたしは飛び込んでいった。性懲《しょうこ》りもなく、自分に権限のないことを言い、果たせる保証のない約束をしてしまった。「必ず実現させる」。しかし前回と違い〔223ページ参照〕、今回の言葉は自分自身に対する約束でもあった。この約束を果たせないなら、わたしにはこの仕事をする資格も能力もない。

なんとしてもやり遂げなくてはならない。

その時点で、わたしはまだ、ＵＨＮのチームがヨランダのＭＡｉＤを引き受け、最後までサポートしてくれるという期待を捨てていなかった。そこで、ＭＡｉＤの責任者であるマデリン・リー医師に電話した。彼女は協力的で、複数の部署や専門家の仕事を調整することに長けていた。彼女はヨランダの件は承知しており、実現に向けて進めていると言ってくれた。準備する時間が十分あることも確認できた。

わたしはヨランダに電話して、七月三一日にＵＨＮでＭＡｉＤを受けられるという朗報を伝えた。彼女がしなくてはならないことは、正式な申請書への署名だけになった。

「死ぬときぐらいゆっくりさせて」

しかし、ヨランダはやはりヨランダだった。すぐに人任せにするのではなく、あらゆる観点から検討しようとした。女子大学病院ではＭＡｉＤがどんなふうに行われているか見せてもらえる？　両親や叔母も同席できる？　その質問には驚いた。それまで、敬虔なカトリックのキリスト教徒である母親はＭＡｉＤには断固反対で、娘が自死の罪で地獄に落ちるのを恐れていると聞かされていたからだ。

「本当なの？　お母さんが来たいって言ってるの？　あなたの気持ちは？」さまざまな思

いが頭の中を駆けめぐった。

「去年の六月、わたしが肺炎で死にかけたときから、母は考えが変わってきたみたい」とはいえ、母親がＭＡｉＤの場に来ることはないはずだと彼女は付け加えた。正直なところ、彼女も母親にはいてほしくなかった。母親がその場にいたら、自分はきっと同意の意思表示ができなくなる。だが母親は、ＭＡｉＤがどんな場所で行われるのか、確認だけはしておきたいらしい。

「母も含めて、家族や親戚のなかには、まだ奇跡をあきらめていない人がいるのよ」とヨランダは言った。「こんな病気を抱えて三〇年生きてきたことが奇跡なんだって、何度も言ってるんだけど」

ヨランダの母親と叔母は、昔の女子大学病院に懐かしい思い出があるようだった。再開発工事が終わった病院を久しぶりに訪れて、壮大な吹き抜けや病院内の店舗に目を丸くしていた。ヨランダの車椅子を押して、宝飾店の前を通り過ぎるときには、「ショッピングでもしていく？」などと冗談まで口にした。

わたしは救急外来病棟にＭＡｉＤのための部屋を二つ確保することに成功し、それを誇らしく思っていたが、ヨランダの虚《うつ》ろな目を見たとき、その自信が揺らいだ。

「ここで何が行われるのか、具体的に教えてくれる？」と彼女はたずねた。ＩＶチューブの挿入方法や、投与する薬の一つずつについて、本当に説明してほしいのだろうか？　母親がいる前で？　そう、彼女はそれを望んでいた。そのとき彼女の表情はこわばり、目には悲しみが浮かんでいた。

†

この訪問の結果、ヨランダは安心できる場所で死ぬという決意を固めた。それは病院ではなかった。それを知ったパティが、自分の家を提供すると申し出て、ヨランダはそれを受け入れた。

わたしは臓器提供の手配を引き受けた。まず、再度マデリン・リーに電話して、だれと話せばいいかとたずねると、MAiDコーディネーターのR・J・エドラリンを紹介してくれた。四つの病院とケンジントン・ホスピスを担当する多忙な診療看護師だ。可能なかぎりすべてのMAiDに立ち会い、必要とあらば自分の手で点滴を始め、薬を調達し、さまざまな調整を行い、報告会を開いている。ひとことで言えば、このわたしを男性にしたような人物だ。

紹介してもらったエドラリンにすぐ電話した。R・Jは――その電話以後、わたしは彼をR・Jと呼んでいる――ヨランダの臓器の受領に優先的に取り組むと約束してくれた。つまり、トロント総合病院で外科チームを確保し、遺体引き取りのためにだれかを現場に派遣し、病理部に必要な指示を与えてくれるということだ。パティの家から病院までの搬送時間は約一五分で、ホスピスから運んだ場合とほとんど違わない。これですべてうまくいくはずだ。いってくれないと困る。

そこにヨランダから新しいメールが届いた。呼吸器感染症に罹《かか》ったらしく、肺を提供できなくなるのではないかと心配していた。以前にも胸部感染症で死にかけたことがあったので、わたしはR・Jに、ヨランダが死ぬ前に病院に運び込まれた場合に備え、プランBの用意をしておいてほしいと伝えた。そうなれば、パティの家から遺体を運び込む場合より、臓器摘出はスムーズに行えるはずだ。ただし、わたしはMAiDのプロセスから外れることになるが。

†

一週間後、R・Jから電話があり、「かなり工夫して」関係者全員に都合のよい日程を決めることができたと知らされた。研究チームの責任者であるジュヴェット医師は、肺感染症があっても肺組織の提供は可能だと保証してくれた。ヨランダの依頼で医療面の代理人になっていた友人のジェームズは、はるか遠くのバンクーバーに住んでいるが、臓器提供に関する交渉については細部までめんどうを見ると約束してくれた。遺体の病理解剖と臓器提供の同意書には、ヨランダ自身が署名しなくてはならなかった（大変な労力を要したはずだ）。

わたしはMAiD当日の準備のために、彼女が何時に来てほしいと望んでいるのか、何人集まるのかを知る必要があった。

ところが、その確認のために電話したとき、電話の向こうから聞こえてくる消え入りそうな掠《かす》れ声に驚いた。死ぬために必要な手続きが「果てしなく続いて、疲れきった体で対処するにはあまりにも複雑すぎる」と苦労を打ち明けられた。

「この半年、願いを訴え続けているのに、だれも話を聞いてくれない。西洋の文化や医学は治療のことしか考えていない。こんな治療法があるとか、これを試してみようとか、そればっかり。少しでも長く生きることが無条件に目的になってしまってる。そんなの、わたしにとってはどうでもいいことなのに。こんな状態で生きていたくない。昨日と今日はこんなに天気がいいのに、家から一歩も出ていないのよ。酸素をタンクに詰めて歩行器にセットする力がないんだもの。わたしの人生なんか、薬と運動療法だけ。じっと座って息がとまるのを待ってる。それを端折《はしょ》りたいだけなのに。

リラックスして、会いたい人たちに会って、ビーチに行って、何もかも忘れたいだけなのに。死ぬときぐらい、ゆっくりさせてくれてもいいじゃない」

だがその願いは叶わず、彼女の時間は自らの死の段取りを整えることに費やされた。

死にゆく人がまわりの人に望むこと

悲しんでくれる友人に対処することにも、悩ましい問題があった。「知らされる側にすれば、医者の介助で死ぬと知らされるのは、突然の訃報に接するのとは意味が全然違うからね」

親しいけれど最愛の存在とまではいえない多くの友人が、彼女との時間を過ごすために世界中から飛んで来た。そんな彼らのために、ヨランダは時間の都合をつけなくてはならなかった。ヨランダの知らない子どもを同伴したいといってくる人がいるかと思えば、おすすめのホテルやレストランをたずねる人もいた。事前の知らせなしに訪ねてきた人もいた。届いたテキストメッセージへの返事が遅れると、「どうしたの？」と訊《き》いてくる人さえいた。

「どうしたのって訊くわけ？」ヨランダは怒りの返信をした。「息ができないだけ！」

友人たちの反応に、ヨランダは苛立った。彼らの意識が、ヨランダの気持ちにではなく、彼ら自身の気持ちに向いているように思えたからだ。

「わたしのために悲しんでいる自分の気持ちを、わたしと分かちあおうとするのよ。わたしのことを思ってくれるのはうれしいけど、彼らといっしょに最期の数週間を泣いて過ごしたくなんかない。もちろん、わたしは悲しいよ。悲しいんだけど、死ぬことだけ考えて最期の日々を過ごしたくない。わかってほしいの、死についてなら嫌というほど考えたって。朝起きるたびに一日死に近づいたと思うんだもの。今日はこれからマウント・プレザント墓地に行って、わたしの骨壷が置かれる場所を見てくる」

「毎日、死を選択している」と彼女は話を続けた。「それは一度決めたらそれでお終いという選択じゃない。毎日考えて、毎日決めることなの。でも、いつも結論は同じ。わたしはもう、どんどん死にかけてるの。あがいてもどうしようもないことをする気はさらさらない。ベストを尽くすなんて、もううんざり」

✝

わたしはヨランダに、まわりの人に何を望むか、彼らがあなたのためにできることは何か、とたずねた。それがわかれば、ＭＡｉＤを選択したほかの患者の家族に伝えることができ、助けになると思ったからだ。すでに考えていたことらしく、よどみなく答えが返ってきた。

まず、どんなに愛しているかを伝えることができる。あたりまえすぎるみたいだけど、わかっていると思うからなのか、口に出さない人が多い、とヨランダは言う。これまで互いにどんな影響を与えあったか、思い出を語りあうこともすばらしい。

「何が必要？」「何をしてほしい？」とたずねるのもいい。それを考えられないほど疲れているようなら、代わりに考えて、それをしてあげればいい。たとえば、「食事をつくったから、食べたいときに食べてね」と言えばいい。庭の芝生を刈る。バスルームを掃除する。いっしょに食事を楽しむために、その手配をしてあげる。「その人が好きなことは何かを考えて、それをしてあげればいいのよ」。そう言って彼女はリストを締めくくった。

逆に、やめてほしいこともある。「あなたがこんな目に遭っているのを見るのはとても辛い」などと言ってはならない。死にゆく人がそんなことを聞かされる必要はない。

食物新奇性恐怖を研究したヨランダだが、とにかくあらゆる食べ物が好きだった。そこで死ぬまでに食べたい物リストを作成したのだが、それは友人たちに、彼女のために何ができるかを教えるリストになった。それを見て、有名なアジア風餃子を持ってきてくれた友だちがいた。ヨランダのお気に入りのレストランを予約して、ご馳走してくれた友だちもいた。

わたしのことを言うと、MAiDの前の最後の訪問日に、午後四時に来てと彼女から言われた。五時スタートのディナーにゲストを招いていたからだ。用件をすませてから、『ニューヨーク・タイムズ』で読んだビーツのフムスを一緒につくったが、彼女が喜ぶのを見て幸せな気分になった。

†

そのころには、訪問やビデオ電話による友人たちとの別れも一段落《いちだんらく》ついて、ヨランダは最期の日々を心のおもむくままに過ごしていた。もっとも親しい家族や友人たちと過ごしたかった。見舞客に対応することも、スケジュールを考えることもやめた。「ファーマーズマーケットに行きたくなったら行くし、テレビが見たくなったら見る。死ぬ前日でもね」

傍目《はため》には、そこまで衰弱しているようには見えないこともあって、「結論を急ぎすぎているのではないか」と思う友だちもいたが、好きなように言わせておくことにした。「どんな死をよしとするかは人それぞれだから」。母親の友人のなかには、「ぎりぎりのところで思い直すのではないか」などと言っている人もいたが、それにも反論しなかった。

あれほどこだわっていた臓器提供についても、あれこれ心配するのをやめた。七月三一日に移植チームの都合がつかないなら、できなくてもかまわない。自分のニーズを優先しようと決めていた。

✝

幸いR・Jの尽力により、七月の頭には、三一日のMAiDに向けてすべての調整が終わった。R・Jとわたしは、関係者全員で計画を確認するためのミーティングを召集した。ところが、定刻にUHNの会議室に入ると、そこにいたのはR・Jだけだった。

R・Jは何度も謝ってくれた。わたしは彼が準備した説明資料を黙って読んだ。彼は予定時刻、担当者、連絡用の電話番号が書かれた進行表もつくっていた。遺体を葬儀場まで運ぶ費用を移植チームが負担することまで決めてくれていた。

わたしは感激し、彼に謝意を伝えたが、同時に、その状況に抑えがたい怒りも感じていた。この立派な病院は、潤沢なリソースがあるのに、最期の時に臨む一人の女性をケアするために、ほんの数分集まって打ち合わせすることさえできないのか。

死後の世界

いよいよMAiDが目前に迫ってきたとき、ヨランダから意外な依頼があった。スピリチュアル・カウンセラーと話がしたいから、適切な人を見つけるのを手伝ってほしいというのだ。わたしにそんなことができるだろうか？

ヨランダがカトリックの信仰から離れたことは知っていた。精神科医にかかっていることも、ボストン時代からつきあいのあるクリステンというソーシャルワーカーがいることも知っていた（クリステンが出席できる七月三一日をMAiDの実施日に決めたほど信頼している）。それなのにわたしは、彼女の心の世界《スピリチュアリティ》について知ろうとしていなかった。その種のニーズを調べるために病院が用意している質問票を取り寄せ、ヨランダに回答してもらったが、ヨランダが望むようなカウンセラーを見つけることができなかった。

彼女の期待に応えられなかったことに胸が痛んだ。スピリチュアル・カウンセラーと話すことは、死に臨むヨランダにとって大切な意味がある。カウンセラーとこのような話を自然にできる関係をつくるには、内省のための時間、黙って話を聞いてもらう時間、思いやりを感じる時間が必要だ。だが、ヨランダにはその時間が残されていなかった。

わたしはヨランダに、死後の世界を信じているかとたずねた。返ってきた答え——科学者であるヨランダから返ってきた答え——に驚いた。「わからない」と彼女は言った。「ないと言い切るのは傲慢だと思う。言えるのは、わたしたちにはわかっていないことがあって、探究し続けているということだけ」。祖父が亡くなった夜、彼女は祖父がそばにいると感じた。とうに亡くなった祖母がベッドの傍《かたわ》らに立っていると感じたこともある。

「信じられたらいいんだけど」と彼女は言った。「人が信仰を持つことも、死が近づくと信仰に救いを求めることも理解できる。信仰のおかげで、父と母が、娘は天国に行くのだと信じられるなら、そのことに何の問題もない。わたしは、体はエネルギーだと信じている。死後どうなるにせよ、安らぎに満ちた状態になると信じている。それを感じられる意識があるかどうかはわからないけど、平和な状態なのは確かだと思う」

死後の世界についてはわからないと答えたヨランダだが、MAiDという選択肢が大きな安らぎを与えてくれたことは実感していた。もう苦しまなくてすむことに感謝していた。

「もし神さまがいるなら、きっと慈悲深いはず。だから、わたしの選択を理解してくれると信じている」

「その旅に出よう」

ヨランダが旅立つ日の朝。看護師のユーリを待っているうちに、予定の一〇時から三〇分が過ぎた。わたしはバックパックを開け、薬と注射器が入った箱を取り出した。集った人たちに背を向けて手元を隠しながら、箱の中の物をダイニングルームのテーブルの上に並べた。

本当はてきぱき進めたかったが、時間を稼ぐためにあえてゆっくりと几帳面に手順を踏んだ。パッケージを開封するたびにリストにチェックを入れた。薬品用の大きな注射器五本。チェック。生理食塩水用の小さな注射器四本（薬を点滴チューブに入れるのに使う）。チェック。投与する順番に従って注射器に薬を充填する（チェック、チェック、チェック）。時刻、ヨランダの名前、ＩＤ番号を書き込む。その場にいる人のうち数人の名前と電話番号を書き留める（あとで検死官からたずねられる）。

慣れたリズムで手が動き始め、集中力が研ぎ澄まされていくのがわかる。最後の項目にチェックを入れ終わったところで、背筋を伸ばして立ち上がった。部屋に入ったときには、みんなが歌うのを聞いて思わず泣いてしまったが、もう涙はない。

一〇時四〇分ごろ、ドアが開いてユーリが到着した（彼に永遠の祝福あれ）。窓の外を見ると、すでに霊柩車と葬儀会社の担当者が待機していた。家の前で辛抱強く待ってくれていたが、死を意識させる光景には違いなく、ヨランダの遺体を病院に運び込む時間が押していることを意識させられた。その場に集った人びとが動揺する心配もあった。

✝

わたしはヨランダに身を寄せて、準備ができたと耳元でささやいた。彼女は「みんなキッチンに集まってちょうだい」と呼びかけた。ＭＡｉＤの瞬間を見るのだけは辛いと言っていた友人には、「二階に上がっていてね」と声をかけてハグをした。それから全員とハグをした。

リビングルームの隅にあるベルベットの肘掛け椅子に腰を下ろし、足をオットマンに乗せると、正面の窓から外の通りと夏の木々を眺めた。「最期の言葉を聞いて」と彼女は言った。「すごく愛と安らぎを感じる。自分の決断が正しいという確信を、こんなに強く持てたのははじめて」

ユーリは注射をするために静脈を探したが、すぐには見つけられず、もう一度探した（わたしたちはどこまでヨランダを手間取らせるのか）。「ポートは使えないの？」とヨランダが静かに指摘した。ポートというのは鎖骨付近の胸に埋め込まれた薬剤投与用の管だ。彼女の薬漬けの年月を物語るポートを見落とした、ばつの悪さを隠して、わたしとユーリは静脈注射のためのチューブをポートに接続し、だれからも見えないようにヨランダの背中に隠した。

わたしはベッドサイドにある低いテーブルに腰を下ろした。「いまからあなたの同意を確認します」と告げ、本人による確認が必要な事項を読み上げた。「あなたは稀な肺疾患と診断されました。症状が進行しています。治療の代替案は知らされていますが、あなたはどれも受け入れることができません。あなたはこの病気の症状のために苦しんでいます。

あなたは死ぬための援助を求めています」。次に、いまから使う薬を読み上げた。すべての医師がそうするわけではないが、わたしは当事者には知ってもらいたいと思っている。そして最後にわたしはこう言った。「この同意によって、あなたは死ぬことになります。それは理解していますか？　あなたの死を確認したら、検死官に電話で報告をします。このまま続けることを望みますか？」

この間、ヨランダはじっとわたしを見つめていた。しっかり開かれた目には、意志の光が宿っていた。同意を表明する声は震えていたが、明瞭だった。最後まで徹底するために、彼女は同意書まで用意していた。

†

友人たちが部屋に戻ってきて、ヨランダを取り囲んだ。彼女のそばにひざまずく人もいた。だれもが泣き、ほほ笑み、愛を贈り届けようとしていた。だれかが彼女の足をさすっている。ヨランダは一人ひとりの目を見つめながら、「これ以上はない最高の見送りだわ」と言った。「最期のプレイリストを流して」

シンプル・マインズの「俺のことを忘れないでくれ《ドント・ユー（フォーゲット・アバウト・ミー）》」が流れ、コールドプレイの「フィックス・ユー」が流れ、疲れた心や別れをテーマにした曲がいくつかそのあとに続いた。ヨランダは意味を噛みしめるように、すべての歌詞を口に出して歌った。

†

わたしとユーリは、ヨランダが余計な心配をしないように、目で確認を取りあいながら事を進めていく。まず、鎮静剤ミダゾラムの注射器一本（10cc）から始めた。小さな声で時刻を確認する。「ミダゾラム、午前一一時四分」。ユーリが書き留める。ミダゾラムは速効性のある薬だが、ポート経由ならさらに速く効力を発揮する。

しかしヨランダはまだ覚醒している。やがて目を閉じたが、あいかわらず歌い続けた。そんな力がどこに残っていたのだろう。たぶん、エネルギーをコントロールする術を体が身につけてしまったのだろう。あるいは強靭な精神力のなせるわざなのかもしれない。チューブを生理食塩水で洗い流して投薬を続けたが、ヨランダは歌い続けている。

わたしはユーリに「リドカイン」とささやいた。前にも触れたが、この麻酔薬は静脈壁を麻痺させるので、次に投与する、静脈壁に炎症を引き起こすプロポフォールの作用を抑えることができる。たとえ眠っていて自覚はないとしても、彼女の体をピクピクさせたくはなかった。

ユーリから、予備のミダゾラムを追加したらどうかという提案があった（わたしは予備を必ず持参する）。「もう少し待ちましょう」とわたしはささやきき、生理食塩水を流し込んだ。わたしはヨランダの頸部を包みこむように両手を当てた。彼女にとって安心できる快適なポジションで、脈拍を確認するという目的もあった。「ルート66」の曲の途中で、ヨランダはついに眠りに落ちた。彼女が最後に口ずさんだフレーズが「その旅に出よう《テイク・ザット・トリップ》」

だったのは、見事なタイミングというしかない。

午前一一時九分。プロポフォールを1000ミリグラム投与。深い昏睡状態を引き起こす薬で、この量は多くの患者にとって致死量だ。濃度が高いので、プロポフォールの注射器と生理食塩水の注射器を交互に使わなくてはならなかった。なるべく目立たないように注射器を使ったので、薬をすべて注入するのに二分ほどかかった。約五分後、ヨランダの呼吸が停止したことがわかった。

†

しかし、まだ終わったわけではない。心臓がまだ動いていた。午前一一時一四分、肺を麻痺させる最後の薬であるロクロニウムを投与した（患者が絶命しても、わたしはいつもすべての薬を使う）。ユーリとわたしはヨランダの頸動脈の脈拍を観察し続けた。彼女は長年にわたり、呼吸するのに多くの筋肉を使い続けたので、血管がくっきり浮かび上がっていた。

人びとにもヨランダの脈拍が見えるのではないかと心配したが、それを見ている人は一人もいなかった。彼らの視線はヨランダの顔に、自分の足元に、部屋の天井に向けられていた。泣いている人、歌っている人、抱擁しあう人もいた。覆いかぶさるようにヨランダに寄り添う人もいれば、膝であれ足首であれ手の届くところに触れている人もいた。

ヨランダの強さは知っていたつもりだが、思っていたよりはるかに強かった。それでも、ようやく深い昏睡状態に入った。もうこの眠りから覚めることはないだろう。ここからは、わたしにできるのは待つことだけだ。

命を褒め称える医療介助死

わたしは数多くＭＡｉＤを提供してきたので、感情を抑える方法を知っている。思考を一時停止させ、慎重かつ効率的に仕事をすることに意識を集中させるのだ。感情を遮断し、感情に仕事の邪魔をさせない。けれど、また泣いてしまった。ほかのどの患者より、ヨランダとは長い時間を共有したので、彼女の家族がこの日を、音楽とダンスと思いやりでいっぱいのセレモニーにしてくれたことに深い感動を覚えていた。

ＭＡｉＤを提供することで、ヨランダの願いを叶えてあげられることはわかっていた。だが、それだけではない。ＭＡｉＤはヨランダに力も与えた。この仕事は人の命を終わらせるためのものではなく、その人の命を褒め称えるためのものなのだ。

†

しかし、ヨランダのそばに立ち、か細くなった肩に手を置いていると、申し訳ないという気持ちもこみ上げる。何度彼女の期待を裏切り、何度約束を果たせなかったことか。本当なら必要なかった多数のメール、遅れや手戻り。ＭＡｉＤ当日も恥ずかしい失敗をした（彼女が医療ポートを装着していることをなぜ忘れてしまったのだろう）。

ヨランダが息を引き取ったあとも不手際はあった。わたしは知らされていなかったが、ヨランダは叔母に、わたしを遺体袋に入れて運び出すようなことは絶対にさせないで、と伝えていた。葬儀会社の担当者が遺体を袋に入れてジッパーを閉じようとしたとき、それに気づいた叔母が慌てふためいて、やめさせて、とわたしに言ってきたのだった。「ごめんなさい。こうするしか外に運び出す方法がないの」と謝るしかなかった。

それだけではない。その日の午後遅く、葬儀場にいるヨランダの叔父から電話がかかってきた。なんと、遺体がまだ到着していないという。急いで葬儀会社に抗議の電話をかけたら、彼らが病院の霊安室に着いたときに遺体を引き取ってくれる人がいなかったのだと言われてしまった。その時点ですでに午後四時を過ぎており、病院も葬儀会社も、その日の仕事の片付けを始めていた。遺体が葬儀場に到着しなければ、葬儀を始められない。葬儀会社のコーディネーターに「もう一度、霊柩車のスタッフに電話して状況を確認してください」と食い下がるのが精一杯だった（幸い、コーディネーターはわたしの必死さを感じ取って、うまく対処してくれた）。

†

逆に、胸が熱くなるような思いがけない体験もした。検死官からの折り返しの電話を待っているとき、家族とゆっくり話す機会があった。そこで、ヨランダが前夜、父親に抱かれて穏やかなひとときを過ごし、深い慰めを得たという話を聞くことができたのだ。父親が検死官の質問に答える証人役を買って出てくれたのは意外だったが、それだけでなく、「娘の決断を聞いてずいぶん葛藤したが、今日の体験で、自分もその時が来たらＭＡｉＤを望むだろうと思いました」とまで言ってくれたのだ。なんとうれしい言葉だろう。報われたという思いに圧倒されそうになった。

あとになって気づいたのは、ヨランダはわたしが望むＭＡｉＤの理想を体現していたということだ。ＭＡｉＤは、それを必要とする人に適切に提供されるなら、苦しんでいる人をケアするための必要不可欠な一部になるという理想だ。同時にヨランダは、ＭＡｉＤに欠けているものは何か、わたしのフラストレーションの原因が何であるかも教えてくれた。ＭＡｉＤは良いものだが、もっと良いものにしなくてはならない。

結局、ヨランダは自分の力で望ましい死をつかみ取った。わたしの手助けで実現したのではない。こうなることは、彼女を知っている人には最初からわかっていたに違いない。

†

ヨランダの脈拍がついに止まったとき、わたしは彼女の首筋に添えていた両手を離し、酸素チューブを外した。彼女の胸に聴診器を当て、時計を見た。「死亡時刻、午前一一時二三分」

第12章　死の介助から学んだこと

死の介助という仕事を通して、わたしは医療について、人間について、あるいは自分自身について、さまざまなことを学んだ。

死の介助という仕事を始めた当初のわたしは、そういう問題をあまり考えていなかった。だがその後、医者が人の死を介助するというのはどういうことか、どのように手を差し伸べるべきかということについて、考えが深まった。この仕事に寄せる思いも変わった。これからも変わり続けるだろう。この章では、それを語ることにしよう。

人びとは医療介助死を望んでいる

学んだことの一つ目は、人びとは「医師に介助されて死ぬ」という選択肢を望んでいるということだ。現在、世界一九五か国中一二か国以上、三〇近い法域〔国の数と法域の数が違うのは、アメリカやカナダのような連邦国家では国家の領域と法域が異なるため〕がこれを合法としている。

カナダでは、医師の助けを受けて死を迎えることは、身体および個人の自律を保障する「権利と自由に関するカナダ憲章」に組み込まれており、カナダ人はその権利を行使している。MAiD（医療介助死）の合法化から四年を経た二〇二〇年一二月の時点で、二万一〇〇〇人以上のカナダ人がMAiDによる死を選択している。これは国内の全死亡数の約二・五％に相当するが、その数は今後確実に増え続けるだろう。MAiDの歴史が長い法域（ベルギー、オランダ、ルクセンブルクのベネルクス三国など）では、その率は約四〜五％に達している。

カナダ人は、MAiDがもっと利用しやすくなり、いまある制限が減ることを望んでいる。二〇二一年三月、カナダ上院はその要請に応じ、MAiDの申請に必要な要件を緩和する法案C-7を可決した。

✝

これまで本書では、何度もRFND条項について言及した。これはMAiDの要件の一つで、「自然死が合理的に予見可能なこと」を意味する。医師たちは、「合理的」とは何か、「予見可能」とはどういうことか、この法案をどう解釈しどう適用すべきかについて真剣に考えてきた。がんのような病気は、進行段階がステージに区分されているので死の時期を予想しやすいが、ほかの多くの疾病や健康不良は、死までの道筋をはっきり見通すことができない。

二〇一七年にビクトリア州で開かれた最初の医療介助死協会のカンファレンスで、参加者はRFNDの実践的な臨床ガイドラインが必要だという点で合意し、それを作成した〔CAMAPの公式ウェブサイトで入手できる〕。このガイドラインによって、医師は安心して判断できるようになっただけでなく、遠くない将来に死が訪れる可能性というものを柔軟に評価できるようになった。言い換えれば、死が予測されるなら、明らかな死の兆候《アクティブ・ダイイング》〔呼吸の激しい乱れ、血圧の顕著な低下、皮膚の変色、昏睡、失禁、幻覚・せん妄、肺水腫など〕がなくてもMAiDの申請が認められるということだ。これ以後、現在に至るまで、MAiDはこのガイドラインのもとで成功裏に進められている。

わたしたちはこのガイドラインを、認知機能の低下が認められる患者にも当てはめた。認知症は自然死までの進行を見通すのがもっとも難しい疾病だが、たとえばアルツハイマー病なら、五～一〇年で死に至るという予測は成り立つ。したがって、このガイドラインを適用すれば、たとえ自然死の時期を特定できなくても、MAiDの要件を満たしているかどうかを評価できる。

そのようなケースでは、わたしは症状の進行を注意深く見守り、意思表示に必要な認知能力が失われそうな兆しが見えたときに手を差し伸べる。本人と家族に、そろそろMAiDの日取りを決め、尊厳ある死のための準備を始めなくてはならないと告げるのだ。そして、いま要求を取り下げることもできるが（疾病の内容にかかわらず、すべての患者にその権利がある）、先に進めたいなら、MAiDを要求する理由と結果を理解する認知能力が残っているこの時点で、明確に同意を表明してもらわなくてはならないと知らせる。

†

二〇二一年三月に可決した法案C－7により、この枠組みが拡大され、死の介助に二つの道筋《トラック》ができた。トラック1は、これまで行われてきたこととほぼ同じだが、いくつかの変更点がある。自然死が合理的に予見可能でなければならないという根本は変わらないが、MAiDを要請してから一〇日間待つ必要がなくなり、臨終を見届ける証人は二人ではなく一人でよいことになった。また、一部の患者については、実施当日に同意確認の能力を有している必要がなくなった。

最後の変更点は重要だ。患者とMAiD提供者が書面で合意していれば、その後、患者が同意に必要な認知能力を失っても、合意どおりに実行できることになったのである。認知能力は脳卒中、突然の症状悪化、疼痛管理のためのオピオイド投与量の増加などで、突然失われてしまうことがある。これまでは、そうなるとMAiDの提供が受けられなくなったが、法案C－7による変更でその心配がなくなった。

この合意は、「最終同意の放棄」と呼ばれるもので、患者が治療方針についての希望を記しておくだけの書面やリビングウィルではなく、MAiDの要件を満たした患者と医療提供者が交わす合意だ。それにはMAiDを実施する日が記される。その日、患者は朝食に何を食べたかを覚えていなくても、MAiDを提供してくれる医師の名前を覚えていなくてもかまわない。

ただし、薬剤を投与しようとしたとき、患者が言葉や身振り、うめき声などで拒否反応を示した場合はそこで中止しなくてはならない。その際、新たな同意書に署名できる認知能力が残っている場合は、別の実施日を設定することができる。医師の仕事が増えるし、認知能力がおぼつかない患者にさらなる混乱をもたらす可能性があるが、医師にとっても家族にとっても必要だし価値のある手続きだ。

✝

ゴードンは、法律の変更によって苦痛を軽減できたトラック1の患者の好例だ。二〇二〇年三月に会ったとき、彼は九〇歳で、小さなコンドミニアムに住んでいた。コロナ禍によるロックダウン前で、まだだれもマスクをしていなかったころだ。数ブロック離れたところに住む双子の娘たちも来ていた。

ゴードンは小柄だが、元気で意気軒昂、人当りのよい人物だった。大平原地帯《ザ・プレーリーズ》で新米記者として働いた数年間の体験や、保険や美術品の販売など三〇あまりの職業経験など、充実した人生について話してくれた。「波瀾万丈の人生だったよ」と彼は言った。

そう言った一分後、彼はもう一度最初から同じ話を繰り返した。短期記憶が失われているため、無限の繰り返しにはまっていた。それでも一つだけはっきりしていたのは、その時が来たら死の介助を望んでいるということだった。「すばらしい人生だった。娘たちもよく面倒を見てくれる。だけど、いつかその時が来たら……」

ＭＡｉＤを実施するためには、「その時」はどれくらい間近に迫っている必要があるのだろう？　彼はすでに道で派手に転んだことがある（骨粗鬆症を患っていたにもかかわらず、奇跡的に入院を免れた）。食欲低下と体重減少で痩せ細っていた。車のキーと酒は娘たちに取り上げられたが、持ち前の明るさを発揮してアイスクリームで我慢した。

娘たちもわたしも、これ以上待っていたら、ゴードンは同意する能力を失ってしまうのではないかと心配した。わたしが帰ろうとすると、あわてた様子で「今日だったかな？」とたずねた。きわどい状態であることは明らかだった。

コロナウイルスが猛威をふるう一年が過ぎた。その間、わたしはゴードンと定期的にZoomで面談を続けたが、症状は安定していた。生活も落ち着き、ケアも行き届き、不満のない日々を過ごしていることがうかがえた。きわどい状態だったのだが、まだその時は到来していなかった。

そんなある朝、彼はコンドミニアムの管理人を訪ねた。電話に不具合が生じ、解決方法がわからなかったからだ。だが電話に問題はなかった。彼が使い方を忘れてしまっただけだった。

娘たちからその報告の電話があり、あらためて評価を行った結果、ついにその時が来たことがわかった。「準備はできているよ」とゴードンは言った。

✝

ＭＡｉＤ当日、わたしは防護服に身を包んで彼のコンドミニアムに到着した。わたしの顔を見たゴードンが、「わたしは、あんたのことを知っているのかな？」と言った。「ええ知ってるわよ、ゴードン。こんな豪華な衣装で、ごめんなさいね」とわたしは答えた。「今日、あなたにしてあげることがあって来たんだけど、何だかわかる？」「わかるとも。死なせてくれるんだろう？」そう言うと、ふたたび自分の良き人生について語り始めたので、わたしは胸をなでおろした。

娘たちは泣いていた。何日も前から泣き続けていた。父のベッドに横たわり、きちんとしたシャツとコーデュロイパンツで身なりを整えた父の手を取った。娘たちは父にキスをし、涙をぬぐい、愛していると言った。ゴードンにも娘たちに言いたいことがたくさんあった。何よりも、娘たちはつねに自分の宝物だったと伝えた。彼は娘たちにお金を残していた。大金ではなかったようだが、金額は関係ない。多少なりとも子どもを助けられるということが、自分にとっては大切なことなのだと娘たちに知ってほしかった。

一瞬の沈黙がおとずれたとき、わたしはたずねた。「ゴードン、針を刺してもいい？」「ああ、もちろん」と彼は言った。わたしが処置を始めると、彼は娘たちに向き直って、さらに話し続けたが、やがて息を引き取り、部屋は静寂に包まれた。

✝

認知機能を失いつつある患者をフォローするのは容易ではなく、悩ましい問題も多いが、ゴードンのケースは理想的な成功例だ。わたしたちは認知機能の衰えは徐々に進行するものと思いがちで、症状がいよいよ悪化するときは、その瞬間に気づけると思っている。だがＭＡｉＤの提供をにらみつつ介護を続けるというのは運頼みのようなところがある。命にかかわる脳卒中や身体機能を喪失させる事故など、予期せぬ出来事はいつでも起こり得るからだ。

ゴードンと娘たちは、認知能力が失われる瞬間を見落とすリスクを感じながら暮らしていたが、法案Ｃ－７が成立したのは幸運だった。ＭＡｉＤ実施までの一年間を不安なく過ごし、ついに時が来た時点で良い死を迎えることができたからだ。「最終同意の放棄」によって、ゴードンのような患者と家族は、同意のタイミングを逃す心配がなくなり、運頼みの不安な日々から解放された。Ｃ－７以前のシーラと娘のリサは、残念ながらその恩恵に浴せなかった〔第６章参照〕。

ここで、一つはっきりさせておきたい。わたしは患者を見守り、最後までともに歩み、患者の目を見ながらＭＡｉＤを提供する。そのとき患者には、わたしが何をするためにそこにいるのかを理解していてほしいと思っている。わたしが「最終同意の放棄」を患者にとっても医師にとっても天の恵みだと思うのは、あくまでも症状が突然悪化する可能性があるケースでのことだ。

ちなみに、「最終同意の放棄」は、二〇一八年に亡くなったオードリー・パーカーという女性の名前から「オードリー修正条項」と呼ばれることが多い。乳がんが脳に転移した彼女は、後日同意の意思表示ができなくなることを怖れて、ＭＡｉＤの日程を早めるという不本意な選択を強いられた。そんな事態はだれも望んでいない。

以上がトラック１の話だが、トラック２には、それよりはるかに大きな意味と影響がある。

「老い」は医療介助死の理由になるか

トラック２は、自然死はまだ合理的に予見できないが、それ以外のＭＡｉＤの要件は満たしている、という患者に適用される枠組みだ。

つまり、重大な疾患や障害があり、耐え難い苦痛があり、不可逆的な能力低下が進行していて、緩和ケアを含むあらゆる手助けや支援を拒否しているが、自然死が合理的に予見できるわけではない、という患者のための枠組みだ。以前は、自然死が合理的に予見可能できなくてはならなかったが（RFND条項）、それを外したのがトラック2である。

トラック2では、MAiD申請から実施までに九〇日の間隔を空けなくてはならない。その間、患者に対し、利用可能なすべての社会的・身体的サポート、障がい者支援やメンタルヘルス・ケアの手段が提示され、合理的に検討される必要がある。また、MAiD評価者に当該患者の疾病に関する専門知識がない場合は、詳しい専門家と協議したうえで評価しなくてはならない。これらの要件が満たされたとき、はじめてMAiDによって死ぬ権利が認められるのである。

だがここで、当然ながらいくつか新たな問題が出てくる。

まず、たんなる老いもMAiD申請の理由になり得るのか、という問題だ。高齢者が不可逆的な能力低下を耐え難い苦痛と感じるなら　それは死の介助を受ける十分な理由になるのだろうか？

トラック2では、その答えは「イエス」になるかもしれない。人口の高齢化が進むカナダでは、高齢者の多くが社会的に孤立し、孤独を感じている。生きるのに必要な最低限のことを他者に頼らざるを得ない人や、長期介護施設で暮らす人も多い。それを耐え難い苦痛と感じる高齢者は、MAiDによる死を解放と考えるかもしれない。コロナ禍では多くの高齢者が認知能力を急激に低下させ、人とのつながりを断たれて、生きる目的と意味の喪失感に苦しめられた。このままでは、それが常態になりかねない。そうならないための備えを急ぐ必要がある。

次に出てくるのが、精神疾患はMAiD申請の理由になり得るのかという問題だ。二〇二三年三月の時点で、トラック2には「精神疾患のみを医学的条件とするMAiD」が含まれる予定だったが、その是非をめぐって激しい議論があり、実施には至っていない。これが認められれば、カナダの制度は世界でもっともリベラルなものになる（そうでなくても、カナダはすでにほとんどの法域のはるか先を行っている）。

MAiDの要件という観点から精神疾患を診断することは容易ではなく、医療関係者に大きな負担がのしかかる。医療介助死協会のフォーラムで、ふたたび質問や疑念が飛び交うはずだ。MAiDのありようも、これまでとは大きく様変わりするだろう。

「精神疾患のみを条件とするMAiD」は二〇二三年三月までに議論がまとまらず、適用開始は二〇二四年三月まで先送りされた〔二〇二四年二月二八日に、さらに二七年三月まで延期された〕。

✝

だれもがするように、わたしも人生の価値、意味、目的を考える。だが医師は、自分についてだけでなく、患者の人生についてもそれを考え、踏み込んだ判断をしなくてはならない。そうするのに必要な確信と安心を得るために、わたしはさまざまな情報から学ぶことに努めている。

歴史学者ユヴァル・ノア・ハラリは、『ホモ・デウス――テクノロジーとサピエンスの未来』（河出文庫）で、人類が死をいかに克服するかを考察した。それは体の一部を人工物に置き換えることから始まり、心《マインド》を人工知能に置き換えることで終わる、と彼は言う。その代償として、人生の価値が意味を失うことになる、というのが彼の考えだ。

宗教、社会主義、資本主義に代わって、リベラルなヒューマニズムがわたしたちの信念の基盤になったと彼は言う。わたしたちはもはや、来世で報われるために良く生きる必要はない。来世が存在することさえ期待していない。国民としてのアイデンティティや集団の一員としての責任より、個人としての生き方が優越するようになる。人生の価値は本人の考え方しだいだ。

今後わたしたちは、自分はなぜ存在するのか、人生の意味は何か、人生をいつどのように終わらせるべきかといった実存的問題に、自らを唯一の裁定者として立ち向かわなくてはならないのだろうか。それは一人で背負うにはあまりにも大きい重荷だ。見事なほどの分析的思考を身につけたヨランダでさえ、死の直前には聖職者の助けを求めようとしたほどだ。

ヒューマニズムは法案C－7をめぐる議論の核心でもある。すべての人間はいつか死ぬ。老いは間違いなく死の前兆だ。しかも老いは、明らかな死が近づくずっと前から耐え難い苦痛をもたらす可能性がある。だれでも老いれば弱くなり、病気がちになる。老いてなお能力を向上させる人は稀だ。老いが耐え難く、命の価値が本人しだいなら、老いを理由に医師による死の介助を受ける権利を主張できることになるし、医師はそれに応える義務を感じるかもしれない。

高齢者を「死を待つ人」にしてはならない

学んだことの二つ目は、わたしたちの社会はもっとうまくこの問題に対処しなくてはならないということだ。

コロナ・パンデミックは、この国と社会が高齢者を軽視している恥ずべき実態を白日の下にさらした。何十年ものあいだ必要なところに必要な予算を投じず、人手不足を放置し、介護を家族（特に女性）に押しつけてきた結果、弱者に対するケアがどれほど貧弱になってしまったか、わたしたちは嫌というほど見せつけられた。第一波が襲った初期の数か月では、死者の九〇%、一〇人中九人が高齢者だった。

長期介護施設で高齢者の死亡が続いた最初の数か月、かすかだが一つの光明があった。公的介護施設のほうが民間施設より状況にうまく対処できたのである。わずかな差ではあったが、工夫された人員配置によって介護時間を長く確保できている施設のほうが、虚弱な高齢者を守るうえで力を発揮したことが示されたのだ。

今後、カナダの各州はこの結果をどう受けとめるだろう？　オンタリオ州は、患者に対する直接的ケア〔食事提供、入浴補助、薬の投与、トイレ介助など〕の基準を一日三時間に引き上げるとともに、利用者一人当たりの施設の基準面積を拡大して過密状況を緩和する法案が提出されている。だが、それは身体的ケアに必要な最低ラインであって、心のケアまで考えれば十分ではない。多くの高齢者が二四時間体制のケアを必要としているが、それを得られる人はごくわずかだ。

ＭＡｉＤにたずさわって以来、わたしが知ったもっとも悲惨なことの一つは、あまりにも多くの人が孤独だということだ。友人や家族を亡くしたあと、ひとりぼっちで余生を送っている。病気が長引き、衰弱していく年月。思いやりのある友人もしだいに離れていく。

✝

なぜこの国では、高齢者や病人の介護が、社会が共有する当然の信条ではなく、珍しい美談になってしまったのだろう？　それはわたしたちの未来にとって何を意味するのだろう？　このままでは、高齢者や病人は施設や病院で放置され、転倒を避けるために無理やり車椅子を使わされ、死を待つだけの存在になってしまう。

これでは、一部の人びとが警鐘を鳴らすように、「安楽死社会《イージー・アウト》」へと、すべり落ちていくことになる。わたしはＭＡｉＤの意義を信じているが、そんなおぞましい社会はなんとしても避けなくてはならない。

誤解しないでほしいのだが、わたしは多くの病院や長期介護施設で、高齢者や慢性疾患の患者にすばらしいケアが提供されていることを知っている。献身的なボランティアや有給スタッフが、身体的な問題や孤独に苦しむ人びとの世話をしていることを知っている。そうした働きの価値と目的は、もっと認められてしかるべきだ。トムの訪問ヘルパー〔200ページ参照〕に代表される彼らは、高齢者や障がい者の静かな擁護者であり――コロナ禍では静かではいられなかったが――弱者のための守護神だ。

しかしその一方で、家族や介護者の中に悲しみや孤独、恐怖や疲労がいや増していくのも見た。死には混乱がつきものだが、休むことなく愛する人をケアし、突然の異変に目を光らせていなくてはならない人びとには、介護疲れで燃え尽きてしまうリスクもある。

かく言うわたしも、すでに八〇歳だ。老いは死の前段階という考えには心穏やかでいられない。たしかに、これまでできていたのにできなくなったことはあるし、無理はしないでおこうと自制することも増えた。ちょっとした手助けをありがたく感じることも多い。でも、それがわたしの能力の衰えを示しているとは思いたくない。

†

トラック2が認められる前のことだが、ある女性患者――イーニッドと呼ぶことにする――のＭＡｉＤ要請を断ったことがある。老いというものに対する、わたし自身のこだわりが理由だったのかもしれない。

彼女は九四歳で、家族と離れて高齢者施設で暮らしていたが、自分で運転してわたしの診察室にやってきた。見た目があまりにも若いことに驚いた看護師が、彼女を診察室に案内しながら、「六〇歳のマリリン・モンローさんが来られましたよ」と言ったほどだ（彼女が患者を診察室まで案内してきたのは、そのときがはじめてだった）。

わたしはイーニッドの健康状態を検査したが、何も異常が見つからなかったので、検査はどんどん詳細になっていった。併存疾患〔ある病気と同時に起きているが、その病気とは関係がない別の病気〕はなく、血液もきれいだった。あらゆる意味で元気で、有能で、頭も冴えていた。だが彼女には、そんなわたしの判断が気に入らなかった。MAiDを望んでいたからだ。いい人生だったが、もう過去の話だ。家族は多いが孤独で、苦痛から解放されたがっていた。

イーニッドは、人生の価値を決めるのは本人であるというハラリの定義に合致する。九四歳の人の死は確かに予測可能だ。だが、わたしのMAiD承認基準を満たしていなかった。わたしの考えの根幹には医療従事者としての義務とケアの責任がある。それはヒューマニズムではなく社会的な規範だ。

イーニッドは高齢だが、重い病気はなかった。わたしの道徳に照らせば、彼女の人生にはまだ価値と目的があり、彼女が死にたいと思う理由（「もう疲れた」）は十分な理由ではなかった。わたしは、MAiDの要請があったという事実と検査結果を記録し、引き続き経過を見守るとイーニッドに伝えた。

その後、イーニッドとその申し分のない健康状態のことを、同僚の医師に話した。「わたしのところに来させればよかったのに」と彼女はあっさり言った。「あなたは承認する義務があったと思う。わたしなら承認した」

わたしは驚いてたずねた。「何を根拠に?」

「彼女のこれまでの生き方」と彼女は答えた。

わたしたちは意見の相違を認めあった。

✝

MAiDにたずさわるようになった当初、この種の問題で良心の葛藤を覚え、眠れない夜を過ごした。わたしは患者のために十分な務めを果たしただろうか? もっとサポートできていたら、何か違っていただろうか? 思い悩むのは、その問いが的外れでない証拠だと考え、それを考えることが患者への追慕になると思って自分を納得させていた。

トラック2が設けられたことで、わたしはまた眠れない夜を過ごすことになるのだろうか? 医療の失敗を申し訳なく思う道徳的葛藤のせいで、死を求める患者の正当な権利を妨げてしまうケースが増えるのだろうか?

トラック2に該当するケースは評価も決断も難しい。わたしにとって簡単な方法は、別の評価者に任せてしまうことだ。その評価者が患者の望みをかなえてくれるだろう。もっとも、そんなふうに割り切ったとしても、ＭＡｉＤの評価を引き受けてくれる医師の数が少ないという問題がある。この世界は狭く、わたしはほとんど全員のことを知っているし、彼らもわたしのことを知っている。もっと多くの医師が参加してくれなければ、ＭＡｉＤをめぐる状況はますます混乱することになるだろう。

患者は本当に死を望んでいるのか

要件が満たされていても、必ずしもＭＡｉＤを提供すべきとは限らない、というのが三つ目の学びだ。トラック２に対する違和感の一部は、そのことと関係がある。

ＭＡｉＤを希望してわたしに評価を依頼してきた患者が、試してみたい治療法があるとか、生まれてくる赤ちゃんの顔を見たいとか、もう一度家族とクリスマスを過ごしたい、などという希望を口にすることは少なくない。そんなとき、まだ自分の出番ではないことがはっきりわかる。彼らに必要なのは一緒にいてくれる人であってＭＡｉＤではない。

†

かつてＭＡｉＤを提供した女性――サラと呼ぼう――のことを思い出すと、わたしは複雑な気持ちになる。サラの自宅を訪ねた緩和ケア担当医が、急激な衰弱ぶりに驚いて、わたしに電話をかけてきた。「一両日中にＭＡｉＤをお願いできませんか？」

わたしが駆けつけたとき、サラの意識は朦朧としていた。三人の息子たち（すべて成人）も来ていたが、事態の急変に動揺していた。死の天使よろしくその場に臨んだわたしは、ＭＡｉＤを提供し、検死官に電話で報告し、その場から立ち去った。

あれから数年経つが、いまなら違うやり方をするかもしれない。たとえば、彼女の息子たちにこうたずねるかもしれない。「ほんとうにＭＡｉＤを進めてもいいですか？　それとも、お母さんが自然に息を引き取るまで、そばにいて見守ってあげたいですか？」わたしには、彼らに与えられるべきだったもの――死にゆく母親と静かに過ごす時間――を奪ってしまったのではないかというほろ苦い後悔がある。

†

もう一人思い出す患者がいる。アールと呼ぶことにする。一〇年間、慢性的な痛みに苦しんでいて、生きる力を失いつつあった。薬物依存症で苦しんだため、オピオイド系鎮痛剤〔モルヒネやコデイン等が一般的〕の服用には抵抗があった。オンタリオ州サドベリーの介護付き住宅に一人で住んでおり、有料の介護ヘルパーが週に数時間訪問して料理、掃除、洗濯を手伝っていた。

話を聞いていくうちに、ＭＡｉＤを提供することに確信が持てなくなったわたしは、ケタミン〔麻酔・鎮痛・抗うつ治療などに使われる薬物〕を使った新しい疼痛管理の方法があることを説明した。治験に参加することに興味があるかとたずねたら、ＭＡｉＤを保留して、治験に参加したいという答えが返ってきた。

ところが数か月後、彼から苛立った口調で電話がかかってきた。「治験の件なんだが、だれからも何の連絡もない」。もう待ちくたびれた、すぐにでもMAiDを提供してほしい、と迫ってきた。わたしは、伝手《つて》を頼ってなんとか治験に加われるようにがんばってみると答えたが、アールの鼻先にはすでにMAiDというニンジンがぶら下がっていて、彼にはそれを受け取る資格があった。

公正を欠く社会について、医療サービスに地域差があることについて、アールのような多くの人びとに人生を断念させている不平等について、わたしには言いたいことが山ほどある。しかし結局、死を選択するのは彼自身であり、彼が望むならそれを提供するのがわたしの義務だ。

その後、彼はケタミンの治験に加わったが効果はなく、MAiDの提供が決まった。わたしたちはアールの希望に従って臓器提供の手配をした。最後に自分らしい遺贈ができることを彼は喜んだ。

✝

わたしはまだトラック2でMAiDを提供したことはないが、トラック2からトラック1に移し替えて提供したことがある。
その患者――ジュディスと呼んでおこう――はアーティストで、イベント・コーディネーターでもあった。ヨーロッパ各地をめぐるアート・ツアーを主催したことがあり、たくさんの芸術作品を置いた豪華なアパートに住んでいた。

コロナ・パンデミックで世の中が長い停滞期に入っていた二〇二〇年一一月、わたしはZoomで彼女の一回目の評価を行った。話が進むにつれ、彼女が本当にMAiDを望んでいるのか怪しく思えてきた。一方で彼女は、アート・コレクションを売って生活費にしていることや、住居費の負担が大きく、賃貸契約の更新期限が迫っていることなど、聞いた側が考え込んでしまうような話もした。もしかして、お金が底を突くから死にたいと言っているのだろうか？　彼女を長く診てきた医師は、間違いなくそうだと思っていた。

パンデミックが少し落ち着いた二一年の夏、わたしはジュディスを直接訪問した。姪とその息子が訪ねてきていたが、彼らによると、ジュディスの生活費は家族の基金でまかなえるとのことだった。

本人に病気の状況をたずねると、新たな事実を話してくれた。不整脈によると思われる発作のせいで、突然意識を失って倒れた、というのだ。気がつくと床に横たわっていて、なぜそこにそんな状態でいるのかわからなかったという。だが、彼女はそのことを医師に伝えていなかった。

「それはきちんと調べる必要があるわね。でも、薬も治療法もあるから」。わたしがそう言うと、彼女は首を横に振った。これ以上、検査も治療も望んでいなかった。その時点で最高血圧は185、脳卒中をはじめとする多くの危険にさらされていることもわかった。すべてを勘案すれば、彼女をトラック2からトラック1に移すことには十分な理由があると言えた。

問題は、わたしの前に彼女を評価した医師が、彼女の状況をトラック2と判断していたことだった。それだと彼女はMAiDまで九〇日待たなければならず、アパートの賃貸契約が切れる八月末を過ぎてしまう。それは彼女にとって避けたい事態だった。

そこで、わたしははじめての手を使った。件《くだん》の評価者に再度の評価を依頼したのだ。ただでさえ逼迫しているマンパワーにさらなる負荷をかけるもので、わたしらしからぬ方法ではあったが、評価者が知らなかった新しい事実が出てきたのだから仕方がない。評価者はジュディスをあらためて検査し、トラック1に変更することに同意した。これで待つ必要がなくなり、わたしは八月三一日にMAiDを提供した。

死には何かと混乱がともなうことを、ご理解いただけただろうか?

死ぬ日を決めることで絆が強まる

MAiDについて確実に言えることの一つは、それを通して人間の本質の最良の部分と最悪の部分が浮かび上がるということだ。

たとえば、未解決の問題を抱えた家族が、怒りを内に抑え込んで葛藤していたり、ぶつけあったりする姿が露わになることがある。どの子が愛されていて、どの子が疎《うと》まれているかも見えてしまう。

そんな嫌な面もある一方で、ＭＡｉＤによって家族が強く結びつくこともある。いつやって来るかわからない自然死を待っていたのでは絶対に起こらないような変化が、家族の中に生じるのだ。つまり、ＭＡｉＤは麗しい体験になり得る。それが四つ目の学びだ。

患者がＭＡｉＤを選択したら、家族や友人は心を痛めるが、まず異議や疑問を差し挟むことはない。そこにあるのは信頼だ。死の介助を求めるぐらいだから、よほど考え抜いた末の結論に違いない。絶対に必要なことなのだろう。そう考える家族や友人と、死にゆく人のあいだに、敬意と連帯が生まれる。

兄弟、姉妹、子どもたちは、必要なことをするために助けあう。スケジュールを調整して送り迎えし、食事を提供しあう。時間をつくって訪問し、思い出を語りあう。未解決の問題があれば解決し、必要な話をする。気詰まりなこともあるが、少なくとも間違いを正し、償いをする最後の機会が訪れる。わたしはジョー〔第2章〕やトム〔第8章〕のケースで、そんな真実の瞬間を目撃した。過去に何があったとしても、もっとも重要な最期の瞬間に、痛みが愛に置き換わり、家族のあいだの亀裂が埋められ、心の傷が癒されるのだ。

ＭＡｉＤ当日には、何世代もの人びとが集まる。赤ちゃんが腕に抱かれて最後のキスをする。集った人びとに聖職者が聖書の教えを説くこともあったし、ＭＡｉＤの場がそのままアイルランド風の通夜になったこともある。死に臨むわが子を涙をこらえて最後まで抱きしめ続ける親もいた。驚くべき不屈と強靱さが最期の瞬間に立ち現れる。

緩和ケアと医療介助死は同じ方向を見ている

学んだことの五つ目は、医師自身にかかわるもので、四つ目の学びとつながっている。死の介助に賛成でも反対でも、医療従事者は互いに支えあわなくてはならないというのがそれだ。

わたしがＭＡｉＤの提供を始めた当初、すぐれた緩和ケアがあればＭＡｉＤなど必要ないと考える人たちとたびたび衝突したが、その一方で、そう考える人と協力することのすばらしさも数多く体験した。

ジョーにＭＡｉＤを提供したあとで――わたしにとってはじめての提供だった――手伝ってくれた看護師とゆっくり話をした。集中治療室で働く彼女が、患者の命をどれほど大切にしているか、いかに献身的なケアを提供しているかを聞くことができた。しかし、その一方で彼女は、回復の見込みがない患者をただ延命させることには葛藤があるという正直な気持ちも打ち明けてくれた。

わたしはカトリック系の病院や、キリスト教的精神で運営されている高齢者施設など、ＭＡｉＤを認めていない施設の緩和ケアチームと一緒に働いたことがある。彼らは自らの良心に従って行動するが、患者がＭＡｉＤを希望したら、その願いを尊重する。具体的には、ＩＶチューブをつけたまま患者を自宅や別の病院に移して、ＭＡｉＤを提供できるようにする。ソーの場合がまさにそのパターンだった〔第7章参照〕。

緩和ケアの現場で、自習プログラムの一環として一年半働いたことはすでに話したが、覚えておられるだろうか〔第1章・第5章参照〕。その経験から学んだのは、患者を評価するときは、苦痛を和らげる方法があることを知らされているか、緩和ケアが行われようとしているか、あるいはすでに行われているかを確認することの重要性だ。たとえ明らかに死が目前に迫っていたとしても、それをおろそかにしてはならない。

さまざまな緩和ケアを学んだおかげで、どんな状態になったら疼痛管理が適切でなくなるかがわかる。介護者が燃え尽きるときもわかる。患者が適切なサポートを受けていなければ、それを感じ取ることができる。看護師だったから、腕まくりをして重篤な患者の世話をすることならお手のものだ。ＭＡｉＤのための薬を箱に戻して患者に寄り添い、静かに命の火が消えるのを見守るべきときがあることも知っている。

それはわたしに染み込んだ知識であり、来《こ》し方を振り返るときに意識に上ってくる。正しい選択肢や助けを求める先がわからず不安や疑念を感じるとき、この知識がわたしを助けてくれる。

一方で、答えのない問題もある。患者の決断を知って動揺するとき、その多くは自分の内面の反映だ。わたしはなすべきことを行ったか？　わたしたちは務めを果たしたか？　それは医師が感じる道徳的な重荷や疑いだ。患者に感じさせることなく、医師自身が解決しなければならない。

ありがたいことに、そんな葛藤を抱いているMAiD担当医はわたしだけではない。初期の医療介助死協会のフォーラムは実務的な情報交換が中心だったが、その後わたしたちも進歩し、医療モラルをめぐる難しい意見交換の場になっている。

わたしには、疑問を押し殺して仕事を続け、ついに限界に達した苦い思い出があるが、そんな体験をするのは自分が最後ではないだろう。それでも、このフォーラムが提供してくれるサポートや共感、善意があれば、死の介助にたずさわる医師たちは、自分の仕事の精神と価値に立ち返ることができるはずだ。その点はこれからも変わらない。

✝

二〇二〇年、新型コロナウイルスによるロックダウンが始まろうとしていたころ、わたしは車を走らせて必要な薬を受け取り、四〇年も診てきたゲイルにMAiDを提供するため、彼女の家に向かった。

彼女の卵巣がんは、発見されたときにはすでに手がつけられないほど広がっており、疲労感と腹部の膨満感が四六時中彼女を苦しめていた。事実を直視する性格の彼女は、侵襲的な手術や化学療法を拒否し、痛みを和らげつつ生活の質（ＱＯＬ）を確保できる薬を選択した。それにより彼女は八か月の時間を得ることができた。

だが、ついにその日が来た。二時間のドライブののち、わたしは防護服に身を包み、器具と薬を入れたバックパックを携えて彼女の前に立った。彼女の夫と成人した二人の娘（一人は妊娠中だった）はもの静かだったが、動揺を隠しきれずにいた。

長年、組合活動に尽力してきたゲイルは、臆せず考えを主張し、ほがらかに笑う人だった。娘の一人は慢性的なうつ傾向に苦しみ、希死念慮を抱えて成長した。いじめられ、仲間はずれにされる娘を、ゲイルは力強く擁護した。立ちはだかる官僚的ルールの壁を打ち破って大学を無事に卒業させ、支援付きの住宅を確保した。

自分のやり方で人生を終わらせると決めたのも、そんな意志の強さの表れだった。彼女の体は、大きく膨らんだお腹以外は痩せ細り、笑顔はなく、その傍らで娘たちと夫が泣いていた。彼女はわたしを見上げて、「いいわ、お願い」と言った。

終わったあと、わたしは家族に別れを告げると、長居することなく辞去した。わたしたちからハグを奪い、ともに過ごす時間を奪ったコロナウイルスを恨んだ。だが正直に言うと、語りかけるべき適切な言葉が見つからなかった。それはゲイルのことが大好きだったからこそだ。

わたしはそそくさと立ち去り、車の運転席に座って検死官に彼女の死を報告した。電話に出た診療看護師に、「彼女は四〇年間、わたしの患者だったの」と話したら、「それは辛かったですね」という言葉が返ってきた。

それを聞いて涙があふれた。医療関係者が仕事仲間に示すやさしさの瞬間だった。自分のことを理解してくれる仲間のやさしさに、わたしはめっぽう弱い。愛する人の病気、痛み、死が辛いことに、家族も医師も違いはない。

†

わたしは救急医療の看護師や医師の仕事の過酷さについてよく考える。コロナ・パンデミックに襲われたとき、廊下に並ぶ担架のあいだを駆けまわる彼らは、仕事の辛さについて話すことはおろか、感じる時間もなかった。休む暇《いとま》もなく二交代、三交代で働いた。患者の恐怖や苦しみを和らげるための時間も資源もなく、目の前で大勢が死んでいった。どこかに空きスペースがあれば、しばし身を横たえ、束の間の休息をむさぼった。ともに戦う仲間とすれ違いざまに目を合わせ、無言の励ましを送りあいながら、筆舌に尽くしがたい疲労の中でも前に進み続けた。

感情は医師の邪魔をし、取るべき行動を妨げることがある。だから医師は、感情を押し殺して胸の内に押し込むのがうまくなる。いつかそれが押し固められて心の鎧《よろい》となり、ますます何も感じなくなる。

死の介助の仕事を始めた当初、わたしは感情を押し殺すために仕事に励んだ。一〇回多く電話をかけ、引き受ける件数を増やした。忙しくすることで雑念を追い払い、無茶な働き方をした。自分の手で人の命を終わらせることにともなう感情的な負担を軽くするためなら、どんなことでもした。

二〇一七年に開催された最初の医療介助死協会のカンファレンスの後、わたしは精神科医に「助けて」と訴えた。わたしの話は曖昧模糊とし、筋の通ったものではなかったはずだ。自分でも何が起こっているかわかっていなかったのだから。それでも医師は熱心に耳を傾け、道徳的ジレンマを扱ったリサ・テスマンの『正しいことをするのが不可能なとき』（*When Doing the Right Thing Is Impossible*：未邦訳）という分厚い本を読むように勧めてくれた。

だが、このジレンマはわたしには手強すぎたらしく、その本を読もうとすると、すぐ眠りに落ちた。完璧な心理的防御メカニズムだったのだろう。その本には、ハリケーン・カトリーナに襲われたニューオーリンズのメモリアル医療センターの医師たちが、全員は救えないという現実に直面した恐ろしい状況のことが詳しく書かれていた（コロナ・パンデミックの時期にもこのくだりを思い出した）。

だが当時、本に書かれていることが自分にどう当てはまるのかわからなかった。読んでも慰めは得られなかったし、心の動揺を処理するヒントも得られなかった。それがついに得られたのは、のちにＭＡｉＤの実践をハイリスク医療と位置づけたアンドレア・フロリックの話を聞いたときのことだった。

✝

いまでは、なぜゲイルの死があんなに辛かったのか、なぜたくさんの患者の名前と顔を思い出して心が壊れかけてしまったのかがわかる。自分の役割を果たし、この仕事を有意義だと感じるために、わたしには患者とのつながりが必要なのだ。

患者が何者であるかを忘れてしまうこと、その人の全体像を知らないこと、ＭＡｉＤを希望する理由がわからないことは、わたしにとっては由々しき事態だ。その人がだれと繋がっているのか、だれに愛されているのか、だれを愛しているのかを知らずに、この仕事はできない。その人が自分の人生をどう評価しているかを知ることで、わたしは安心できる。言い換えれば、彼らを本当にケアできなければ死の介助はできない。

そこにこの仕事の不可能性がある。この仕事をするためには、この仕事に必要不可欠な思いを断ち切らなければならない。ケアしてきた人の命を断たなくてはならない。

わたしは当初、この道徳的苦悩を、自分の正しさを証明する安心材料か何かのように考えていた。どんな小さな心理的負担でも、それが積み重なったら自分を押しつぶしてしまうことに気づいていなかったのだ。壊れかけるまで、立ちどまる方法も、エネルギーを補給する方法も知らなかった。

方法を学ぶだけではできない仕事

学んだことの六つ目は、医師にＭＡｉＤのやり方を教えるだけで事足れりとはならない、ということだ。ＭＡｉＤを提供しながら医師としてサバイバルする方法も教えなくてはならない。薬剤の投与を間違わないことや、手際の良さは大切だし、必要なことでもあるが、それだけを教えていたのでは、ＭＡｉＤで燃え尽きる医師は後を絶たないだろう。

ＭＡｉＤを特殊なものと考え、奇特な専門医だけに任せていたのでは、医師の不足も燃え尽きも解消できない。正しい解決策は、すべての医師がＭＡｉＤを提供できるように教えることだ。そして、ＭＡｉＤを提供したときに医師が何を感じたとしても、それが自然な感情なのだと肯定し、受容することだ。

死の無慈悲と救済。仕事に対する覚悟と患者の期待に応《こた》えられないことへの不安。命を終わらせることと苦痛を取り去ること。そんな混沌とした思いを、そのまま認めて受け入れることが必要なのだ。

第13章 「良い死」を求めて

最善の時を選ぶ

ただ自然に任せていたのでは、良い死を迎えることはできない。

良い死のためには、適切な時期を見極める必要がある。それを言うと、どの家族も同じ質問をする。「いつ死ぬのがいいのですか?」占い師ではないので、それはわからないが、わかったらどんなにいいだろう。わたしは一般的な考え方を話し、あとは自分たちで決めてくださいとしか言えない。病気がそれほどひどくないときに死ぬのも、悪くなりすぎてから死ぬのもよくない。幸せな日々は終わり、この先にあるのは歓迎できない展開だけだという見極めがついている必要もある。

患者がゆっくりと衰弱していく長い日々に耐えられるなら、わたしは何か月でも、場合によっては何年でも経過を見守る。がん患者でも末期の心臓病患者でも、あるいは記憶障害の患者でも、経過を見守りつつ、ＭＡｉＤ（医療介助死）の条件を満たしているかどうか何度でも評価を行う。

評価を正しく行うためには、患者の話の行間を読み取らなくてはならない。病気の見通しについて医師からどんな説明を受けているのか？　非現実的な希望にしがみついてはいないか？　医師がすべてを話しているのに、聞こうとしていないということはないか？

「最終同意の放棄」という仕組みが認められたことで、少しばかり長く生きていようと考えたばかりに死ねなくなってしまう心配がなくなった。家族も、患者が尊厳を失ったあとも生き続けなくてはならなくなる心配をせず、本人が決めた日、決めた時間に死なせることができる。

人はわずかな望みにすがる。重病の患者もそれは同じだ。心臓病や腎臓病では、死を考え始めるのが遅すぎることが多い。「もう打つ手はありません」と言われた末期がんの患者の家族でさえ、「余命二、三か月と言われてから四か月経った」という事実に希望を見出そうとする。たとえ数週間でも死を先延ばしにしたいのだ。その結果、わたしがもっとも重要だと思う問いが——最期の日々をどう過ごすか、人生の終わりに何を望むかという問いが——果てしなく続く治療と病院通いに埋もれてしまう。

逆に、これ以上の治療を望まないと宣言した患者は、とたんに何もしてもらえなくなって、見捨てられたと感じることがある。必要なのは緩和ケアへのスムーズな移行だ。緩和ケアは積極的治療と対立するものではないが、ともするとそう見なされがちだ。要するに、積極的な治療を行いながら同時に死の準備をするという考えを、わたしたちは受け入れられないのだ（いまこれを書きながら、わたしはヨランダのことを思い出している）。

家族や友人とともに過ごす

良い死のためにはタイミングが大切なことはわかってもらえたと思う。死ぬ日が決まったら、家族や友人と患者が最期の時間を共有できる死が、良い死だといえる。何月何日の何時に死ぬかがわかっていれば、死につきもののショックや後悔の多くを回避できる。子どもたちへの形見や孫への贈り物、旧友の訪問など、思いがけずあたたかい瞬間が生まれる。ＭＡｉＤの当日、見送る人びとは大切な話ができ、死にゆく人はそれを聞くことができる。思い出が共有され、感謝が捧げられる。亀裂が修復され、歌が歌われ、物語が語られる。いつも驚くほどたくさんの笑いがあり、集った人すべての悲しみが癒される。

患者の最期の言葉を聞くのはわたしの喜びだ。言葉は違っても同じ願いが込められているのがすばらしい。みんなで助けあうんだぞ。仲良くしてね。わたしのことを忘れないで。悲しんだり心配したりしないで。わたしは良い人生を送った。何も思い残すことはない。

わたしが手を添えなくても、良い死が訪れることがある。

ある朝、わたしは年配の女性――エディスと呼ぶことにする――にＭＡｉＤを提供するために自宅を訪ねた。わたしと入れ替わるように、それまで二〇年間彼女を介護してきた人が帰って行った。カトリックの信者である彼女は、その場に立ち会いたくなかったのだ。部屋にはエディスとわたしだけが残されたが、彼女はすでに意識を失っていた。同意の意思確認ができない以上、薬を投与することはできない。

彼女のそばに座ったわたしは、死が近づくのを感じた。いま自分はいるべき場所にいると感じた。一時間ほど彼女の呼吸を見守ったあと、時が来たとわかったので、鼻カニューレ〔鼻孔に挿入して酸素を供給する医療器具〕を外した。安らかな表情のまま、呼吸が遅くなり、やがて停止した。これもまた良い死といえる。

†

どこまでを医師の仕事とするか

この仕事を始めてから七年経つ。これからも続けるし、「事前要請」〔334ページ参照〕や「精神疾患のみを条件とするＭＡｉＤ」の導入による状況の変化も受けとめるつもりだ。だが、どんな死が患者にとっても医師にとっても良い死であるかという条件は、これからも変わらない。

わたしにとって望ましい死は、患者の心に曇りがなく、自分の手で苦しみを終わらせるという明確な認識がある死だ。現時点でわたしは、直前の意思確認ができない人にもＭＡｉＤは提供できると言い切る自信はない。「最終同意の放棄」についても、きわめて限定的な使い方しかしていない。具体的には、ＭＡｉＤ提供前に認知能力が失われてしまう脳卒中や転移性の疾患の進行など、予期せぬ事態が発生する可能性がある患者だけを対象としている。

また、一回の評価で見通す期間を最長でも二～三か月までに限っている。その日が来たら、必ずあらためて評価を行い、さらに次の評価時期を設定する。何度目の評価であっても、そのときに患者の明確な意思を確認できなければ、確信をもってＭＡｉＤを提供することができない。わたしはそのような不確かな状況を受け入れているし、それに耐えることができる。ＭＡｉＤでは、何事も計画どおりに進むことはなく、その場に立たされたときに判断して対処するしかない。

医師と患者が理解しあえているとき、患者が家族や友人やコミュニティの支えを感じているとき、患者に障がい者サポートや疼痛管理が提供されているとき、わたしはその死を良い死と思うことができる。

逆に心穏やかでいられないのは、ＭＡｉＤの場にだれもおらず、遺体のそばでわたし一人だけが検死官からの電話を待つような死だ。死者を悼み、苦しみのない世界で安らげるよう祈る人がわたししかいないような死だ。孤独から逃れるためにＭＡｉＤを申請したのだろうかと思ってしまうような死だ。

✝

わたしは末期患者を介護する人びとを心から尊敬している。だが、ＭＡｉＤを提供し始めた最初の数年間、患者の命を終わらせるという自分の仕事は、暗黙のうちに彼らの働きを否定しているのではないかと不安だった。

だがトムの訪問ヘルパーと出会ったとき〔200ページ参照〕、この仕事に取り組む姿勢が変わり、わたし自身が変わった。その出会いによって、わたしは自分が患者に提供するものを新しい目で見られるようになった。トムに鎮痛剤ではなく、人間的なつながりを与えることができていたらどうなっていただろう？　最初に話したのが専門医ではなく介護スタッフだったら、違う展開になっていただろうか？

わたしは最近、ＭＡｉＤの評価や提供を行うとき、介護している人の顔を見るようにしている。わたしのことを肯定的に受けとめてほしいという理由もあるが、患者が死ぬまでの苦しみを和らげるために力を合わせたいと思うからでもある。そして、死ぬと決まっていても介護の意味がなくなるわけではないと伝えたいからだ。

✝

ＭＡｉＤが今後も目的を果たし続けるためには、もっと地域に根ざしたサービスやリソースが必要だ。それが不足しているなら、その改善のために自分も応分の責任を果たさなくてはならないと思っている。だが、そう考えない同業者もいる。患者に代わってそんな必要を訴える必要はないし、ましてや、そうしたサービスを見つけるために奔走するのはＭＡｉＤ担当医の仕事ではないと言うのだ。

トラック２でのＭＡｉＤが認められたことにともない、ＭＡｉＤの評価者は、患者の苦痛を和らげるために使われてきた手段を正確にレビューする責任を負うことになった。含まれる対象は「カウンセリング、メンタルヘルス・ケア、障がい者支援、コミュニティ・サービス、緩和ケア」などだ。法律は、「そのようなサービスやケアを提供できる専門家によるコンサルテーション」を求めている。

そのことに異存はない。わたしがひっかかるのは、条文に「それが利用可能な場合には」という限定条件が付いていることだ。現に利用できるからそう定められているわけではないし、利用できない場合はできるようにしなければならないと言っているわけでもない。利用できるなら利用せよ、と言っているだけだ。その点について同僚はこう言う。「それは社会的公正の問題だ。医療や介護に地域格差はあるけれど、それを何とかするのはわたしたちの仕事ではない」

しかし、わたしはそれを自分の仕事ではないと考えることができない。サービスの必要性を訴え、調達のために努力することは極めて重要で、MAiDにたずさわる自分の義務だと思う。だから医療資源に乏しい地方に住む患者の弟からこう言われたとき、同意してうなずくしかなかった。

トロントに住む警察官である弟はこう言った。「言いたくはありませんが先生、北オンタリオの医療は遅れています。ところが、同じ州でもトロントには、アベニューロード近辺だけでも複数の大学病院があって、兄に適した治療やサービスが提供されているんです」

わたしは彼に、お兄さんのために適切な医療サービスを見つけるのはわたしの仕事だし、同僚たちといっしょに、そのために努力していますと伝えた。その言葉は彼を納得させたし、それを言うことで、わたし自身も納得することができた。

わたしが患者のために助けを求めると、驚くべきことに、どこからか手が差し伸べられる。だれもが患者を助けたい、何とかしたいと思っているのだ。わたしにとってはそのこと自体が報酬だ。

死を願う人が急増する社会

社会が患者や高齢者を孤立させてきたことの結果は、パンデミックに襲われた二〇二〇年と二一年に露呈した。当初こそMAiDの要請件数は減少した。だれもが息をひそめ、ひたすら感染を避け、なんとか生き延びようとしたからだ。だが、やがて増加に転じて一九年のレベルに達し、間もなくそれを超えて急増した。

MAiDによる死亡者は年々増加していき、死者に占める割合は同様の制度がある他国とやがて肩を並べると予想されていたが、この急増によってそれが現実になった。病床や施設で暮らす高齢者にとって、孤立は破壊的な影響がある。愛する人を抱きしめることができず、触れあえず、だれかと顔を合わせて話すこともできないなら、長生きすることに何の意味があるだろう？

高齢者は認知面でも身体面でも衰弱していった。パンデミックで明らかになったのは、人は他者とのつながりがあるから生きていける、というシンプルな事実だった。最低限の絆さえ断たれたとき、MAiDの申請が急増した。

法律には、オンタリオ州に住む全員に緩和ケアが等しく提供されなくてはならないと書かれているが、実際にはそうなってはいない。オンタリオ州に住むすべての障がい者に充実したサポートが提供されなくてはならないと書かれているが、そんなことはできていない。そして法律には、わたしの義務は患者が利用できるサービスやサポートの情報を提供することだけで、患者が必要なものを手に入れられなくても、わたしの関知するところではないと書かれているのだ。

自分の力ではベッドから起き上がれないのに介助してくれる人がいないとか、ヘルパーが来てくれるのが一日二時間では全然足りないといった理由だけで、患者がMAiDを要求するとしたら、それはこの国の恥ではないのか。

そう思うから、わたしはじっとしていることができない。助けてくれそうなだれかを求めてメールを送信し、電話をかける。細いつながりをたぐり寄せ、わずかな手がかりを求めて耳を澄ます。そして何度でも患者にたずねる。「あなたのホームドクターは——疼痛専門医は、メンタルヘルスのドクターは、地域の医療センターは——あなたのために何をしてくれているの？ あなたのアパートで煙の儀式《スモーク・セレモニー》［香草や樹皮を燃やした煙の中で、精神の浄化や祝福を祈る］をやってくれた友だちに、もう一度連絡を取れない？」

✝

支援策を探すより死んでもらうほうが簡単だという理由でMAiDを提供していたら、わたしは問題を先送りするだけの存在になり下がる。そんな医者にはなりたくない。

精神的に落ち込み、死の介助の仕事から逃げようとしていたときでさえ、困っている人がいたら、わたしはつねにその求めに応じた。だがそれを続けるためには、自分を苛《さいな》んでいたものの正体を知らなくてはならなかった。この仕事に就こうとする人は、自分自身を深く見つめる必要がある。

長年医療にたずさわるなかで、さまざまな挫折を味わったが、いま思えば、その背後には医療体制全体の不備という共通の原因があった。MAiDを提供するようになってからも、わたしはその事実に気づいていなかった。否定しようとしていたのかもしれない。総合的な医療体制が整っていないせいでMAiDを選択せざるを得ないというのは、医師であるわたしにとっても社会にとっても、敗北以外のなにものでもない。

最後の最善の判断

MAiDに関連する法律が変わったことで、わたしはもう一度同じ問題と向きあわなくてはならなくなった。死が間近に迫っていなくてもMAiDの要件が満たされることになったいま、評価者や提供者は、これまで以上に注意深くモラルの地雷原を通り抜けなくてはならない。医師にとって、いま議論されている「精神疾患のみを条件とするMAiD」は、きわめて足を踏み外しやすい細い道になるだろう。

人間の精神は複雑で、教科書に書かれているような枠組みに当てはまるとは限らない。うつは潜行することもあれば長引くこともあるし、薬物使用や依存症がからむことも多い。明確な治療を施さなくても、患者の約三三％は自然に症状が改善されるという治療抵抗性うつ病〔標準的な治療法では効果がないうつ病〕の研究さえある。

どうすれば、MAiDを申請した患者が改善されない六六％に含まれることがわかるのか？　どうすればサイケデリック療法〔意識変容を引き起こす化学物質を用いる心理療法〕やヒーリングセンターといった代替的アプローチを利用できるのか？　だれがそれを見つけ、手配し、費用を負担するのか？

†

死の介助に携わる医師には、医療のモラルと現実のギャップをめぐる葛藤がつきまとう。それは長年にわたって医療介助死協会がフォーラムやシンポジウムで繰り返し取り上げているテーマでもある。将来、もし精神疾患によるＭＡｉＤが合法になれば、それを踏まえた臨床の実務を具体化する仕事は、ふたたび現場で働くわたしたちの肩にのしかかってくるはずだ。

わたしは自分なりに正しいと思う判断を下すだろうが、その判断が間違っていないか、どうすればわかるのだろう？　倫理学者のケビン・リールが言うように、「最後の最善の判断《ラスト・ベスト・ジャッジメント》」を下すのはわたしたち医療従事者の責任になる。

†

わたしがはじめてケビンと出会ったのは、二〇二一年末に行われた医療介助死協会のシンポジウム（オンライン開催）のときだ。わたしは彼と彼の話に釘付けになった。スクリーン越しでも、オープンで温かい人柄が伝わってきた。流れるような優雅さとヨーダのような落ち着きで、雑談から思索へ、ストーリーから道徳へと、彼は自在に話を進めた。

彼はカナダで育ち、作業療法士になった。学生時代に、エイズ患者のための在宅サービスの立ち上げに加わった。ボランティアが患者の家を訪問し、患者が困っていることは何か、必要としていることは何かを把握して手を差し伸べた。その活動を始めてすぐ、月に一度、ボランティアの交流会を開いて、その仕事にどんな意味があるのか、感情面でどんな負荷がかかっているのかを率直に語りあった。ケビンはそんな活動の中で、介護者が仕事を続けるために解決しなければならない道徳的ジレンマについて考察を深めた。

彼はイギリスに渡って生命倫理の修士号を取得し、その後、高齢の両親の世話をするためにカナダに戻った。そして、それまでに学んだ実践的ノウハウと、実際に体験した倫理的ジレンマに基づいて、MAiDのためのガイドラインをまとめたのである。わたしはそのガイドラインが、MAiDに関わる医師を道徳的綱渡り状態から救い出してくれると考えている。

トラック2でのMAiDでは、はっきり白黒をつけられるようなケースはなく、どこまでも悩ましい選択肢があるだけだと見極めたケビンは、最終的な判断の拠り所として、四つのステップから成るIDEA行動規範を作成した。

- 当該患者のケースに関連のある具体的事実を明確にする（identify）
- 倫理的、法的、あるいはその他の重要な原則に抵触していないか確認し、判断を下す（determine）

●患者の健康状態を決定づけている社会的要因を念頭に置いて、状況を改善するために利用できる臨床的、法的、倫理的、組織的な選択肢を調査する（explore）
●以上のプロセスで得られた情報と考察に基づいて、最善の選択肢を選んで行動する（act）

わたしがＩＤＥＡのフレームワークが医師に役立つと考えるのは、それが患者の要望と、その要望を叶えようとするときに医師が直面する悩ましさの両方を考慮しているからだ。医師にできることと、なすべきことのバランスを考慮しているからだ。患者の人生に介入する医師は——ソー〔第7章〕やトム〔第8章〕にわたしがしたように——患者を希望へと向かわせることもあれば、諦めへと向かわせることもあるという事実に立脚しているからだ。

ソーのころにトラック2が認められていれば、彼は一年早くＭＡｉＤの提供を受けていただろう。その場合、親子での語らいや散歩を楽しんだ一年はなくなる。だがその反面、脳卒中、骨折、入院といった事態に直面することもなかった。父と娘たちは、得られなかった機会を悲しむのだろうか、苦労を回避できたことを救いと感じるのだろうか？　この問いに唯一の正解はない。

わたしはＭＡｉＤを要請してきた患者に、「その考えが変わるような出来事や条件は考えられませんか？」とたずねる。要請の背後に、老い、社会的孤立、貧困、人種問題、教育や知識の欠如、医療資源の配分における不平等などによる苦悩と制約があるのを知ったうえでの質問だ。

それでもたずねるのは、そうすることで患者とともに最後の最善の判断ができると思うからだ。唯一の正解はなくても、わたしは最善の判断をしたい。そうしようと努めることがわたしに慰めをもたらす。その判断が患者に良い死をもたらすか、しっかり見届けずにはいられない。

患者の声に耳を澄ます

結局のところ、良い死は患者の話を聞くことによってもたらされる。聞くという行為は、心を開かなければできない行為だ。それは共感とケアにほかならない。

患者の話を聞いて、その思いをすべて正しく汲み取るのは難しいが、わたしが見落とすまいと心がけているのは彼らの苦しみだ。第一声でそれが伝わってくることもあれば、痛みへの怖れや、生きる目的や意志を失うことへの不安、あるいは認知能力を失うことへの怯えの中にそれを感じることもある。いずれにせよ、わたしがこの仕事を続けていられるのは、自分は患者の苦しみを和らげていると思えればこそだ。

患者の話を聞くことで、なぜこの人は死を望んでいるのか、それがなぜいまなのかが理解できる。もちろん、聞き取るべきことはそれだけではない。患者が利用している医療資源は何か？　利用できていない資源は何か？　疑っていることは何か？　知りたがっていることは何か？　見落としていることはないか？　まだ試していない方法はないか？　話を聞くべきなのに聞いていないのはだれか？

†

この仕事を始めたばかりのころ、メンターの一人から厳しく言われたことがある。「患者が苦しんでいると言ったら、それを詮索するのはきみの仕事じゃない。事実、患者は苦しんでいるんだ」。患者が、その苦しみは耐えられない、どんな方法によっても逃れられないと言うなら、それは逃れられない苦しみなのだ。

だから、患者が苦しみを訴えたら、わたしはまず、あなたにはＭＡｉＤを要請する十分な理由があると伝え、それから話の続きを聞く。それを伝えることで、患者ははじめて心を開き、本当の自分を見せ始める。わたしは耳を澄ませて彼らの話を聞く。彼らは自分がＭＡｉＤの要件を満たしていることを証明する必要はない。ただ願いを話すだけでいいのだ。そのとき、患者とわたしに慰めが訪れる。そのときから、良い死が始まる。

†

死の介助にたずさわることで、わたしは多くのことを経験した。この仕事を始めるまでのわたしは、尊厳ある死を望みつつ絶望的な戦いを続ける患者を前にして、なす術もなくただ見守ることしかできなかった。その長い葛藤の年月でかたちづくられた願いと信念に支えられて、ＭＡｉＤを提供する医師になるための一歩を踏み出したのだ。

当時のわたしは、医療が専門分野別に分かれているせいで、最後まで患者に寄り添えないことが多かった。せめて患者の苦痛を軽減したいと思っても、それすら手伝えないことがあった。そんななかで、わたしは患者の苦しみを和らげようと努めたが、その実、死が避けられないことを知っていたし、むしろ望ましいと思うことさえあった。家族と困難を共有したが、口に出せない暗黙の了解があり、自分が本当は何をしているのか直視することを避けていた。もうあのころには戻りたくない。

そう思えばこそ、わたしはＭＡｉＤを心から歓迎したのであり、それはいまも変わらない。変わったのは、かつては六〇分で完全な評価ができると胸を張っていたことだ。なぜそんなことを思っていたのだろう。その後、急がないことを学んだ。わたしは絶対に急ぎたくない。患者を知り、患者の性格とそれを形づくった諸々《もろもろ》のことを理解するために時間をかけたい。

患者は、親のこと、子どものことを話し、人生のキルトを縫い上げた一針一針をたどろうとする。古い出来事と新しい出来事、不運と幸運、時とともに色褪せて柔らかくなった記憶の中に収められた困難、語り継がれる勝利の記憶。人生はまさに「キルト」のようなものだ。

生か死かの選択は簡単ではない。今日が何月何日か、晴れなのか雨なのか、何を食べたか、どんな味がしたかがわかるというだけで、生きていくことができるだろうか。だからといって、認知能力の喪失、衰弱、介助への依存といった事態を避けるために、いま死を決意する必要があるだろうか。もっと生きることを望むべきだろうか。望みを手放すことで安らぎを見出すべきだろうか。

†

もう生き続ける理由はないという決断は容易ではない。それは他者に対する配慮を断ち切り、自分のことだけを考えるということでもあって、家族や介護者の思いを顧みない自分本意な選択のようにも思える。命を終わらせることには、つねに難しい問題がつきまとう。

†

医療従事者が患者にいかに寄り添うかは重要だ。患者は自分で選び、自分で状況を切り拓きたいと望んでいる。医療従事者が患者の人生の目的、名誉、忍耐、そして品位を重んじるとき、患者の尊厳が保たれる。

わたしは五〇年近く患者とともに病気や死と闘ってきたが、患者たちの選択には畏敬の念を禁じ得ない。若いころは独立独歩の自分を誇っていたが、いまでは緩和ケアチーム、各分野の専門医、そして介護提供者と力を合わせることの価値を知り、一人でやり遂げようとしなくてもよいことを知った。そのことに不思議な満足感を覚え、謙虚な思いにさせられている。

患者や同僚と話しているとき、自分の言葉に以前と違う響きを感じることがある。思いやり、苛立ち、ときには絶望の響きを感じることもある。自分の言葉に真実を感じるとき、患者が求めている尊厳と敬意、安心を運んでいると感じられるとき、わたしは深い慰めを覚える。

エピローグ　これからの医療介助死

変わることと変わらないこと

あなたがこの本を読んでいるあいだにも、ＭＡｉＤ（医療介助死）をめぐる状況は変化している。規則も大きく変わり、当初わたしを悩ませていた懸念の多くに答えが与えられつつある。申請の条件が厳しすぎると感じていた人の多くはこの変化を歓迎するだろう。だが別の懸念が生じているし、新しい考え方と関係者相互の協力の必要性も増している。そこで最後に、これからの医療介助死と医療について展望と期待を述べることにする。

✝

二〇二一年三月に上院で法案Ｃ‐７が可決されたことにより、自然死が近いことが合理的には予見できなくてもＭＡｉＤを申請できることになった。

それまで、そのような患者については、ＭＡｉＤ担当医が個々の裁量でＲＦＮＤ条項（自然死が合理的に予見されなくてはならないとする規定）を幅広く解釈することで対応していた。稀な神経変性疾患を患っていたアシュリーのような患者に、二八歳という若さにもかかわらずＭＡｉＤを提供できたのはそのためだ〔第４章参照〕。この新しい法律によって、これからはそのような解釈に拠らずとも、ソーやトムのような多くの患者が、これまでより早い段階で、望みどおりにＭＡｉＤを要請できるようになった。

この法律があろうとなかろうと、患者の苦しみを和らげるためにあらゆる手段を尽くすというわたしの義務は変わらないが、苦しむ人びとに向きあう姿勢や仕事の進め方は、患者とその価値観について学んだことによって変わった。

✝

わたしは当初、トラック２の患者に対応するための仕事が増えることを心配した。ＭＡｉＤ担当医が不足するというアンドレア・フロリック博士の予想も気がかりだった〔２４０ページ参照〕。だが、トラック２だけでなく、すべてのケースでこれまで以上の手間と配慮が必要になった。

チェックリストに沿って何度見直しても、手違いや漏れは生じる。当日、静脈チューブを入れる看護師が現場に来ないことだってある（ヨランダには申し訳ないことをした）。直前になって、親戚から立ち会いたいという要請があって、スケジュールを変更しなくてはならないことがある。要するに、MAiDは型どおりに進むルーチンワークではないし、そうあるべきでもない。

法案C‐7が可決されて、MAiD担当医に課される義務が増えた。条文を少し引用すれば、それがわかるだろう。すなわち、医師は患者が利用できる「カウンセリング、メンタルヘルス・ケア、障がい者支援、コミュニティ・サービス、緩和ケア」の手段をレビューしなくてはならない。患者には「それらのサービスを提供する専門家と相談する機会が提供されなくてはならない」。そして、患者と医療提供者（医師または診療看護師）は、「患者の苦痛を軽減するための合理的かつ利用可能な手段について話しあい……患者がそれらの手段を十分に考慮したことを確認」しなくてはならない。

すでに述べたが、「利用可能な」という言い回しはくせ者だ。それが不足しているからこそ挿入されている言葉だからだ。

不足は地方や遠隔地で特に顕著だ。手段自体は存在していても、行政の階層や対象分野の枠によって細分化され、都市のホームレスや移住を強いられた先住民（カナダには多数の部族が存在する）など、恵まれない人びとのニーズに対応できていない可能性がある。

✝

死を合理的には予見できないトラック2の患者にMAiDを提供するためには、医師だけでなく、診療看護師、リハビリテーション医、ソーシャルワーカー、精神科医、カウンセラー、宗教家、ボランティアなどの存在が不可欠だ。すでに、MAiDの評価に必要な幅広い知識を医師に提供できるよう、専門家集団の確保に取り組んでいる機関もある。

わたしはこうした専門家に遠慮なく助けを求めているが、彼らの行き届いた対応はありがたい。生か死かという究極の選択を超えて、別の選択肢やサポートを提供してもらえるのはとても心強い。医療介助死協会も、新たな重責を担うことになったMAiD関係者に情報、サポート、激励を与え続けている。

☨

コロナ・パンデミックによって長期介護施設で多くの死者が出るという不名誉な実態が露呈したとき、多くの人が州政府に対し、施設の運営基準を厳格化するか、尊厳ある老いと死のための別の場所をつくることを強く求めた。

パンデミックによって明らかになったのは、人と人のつながりの重要性であり、弱い立場の人びとがどう扱われているかを見れば、わたしたちがカナダをどんな国にしたいと思っているかがわかるということだ。

MAiD担当医は、死の介助のスキルに磨きをかけるなかで、生命の価値と尊厳、個人の選択の権利をこれまで以上に意識するようになった。だがそれが意味を持つのは、尊厳ある老いと死のためのケアを可能にする医療基盤があればこその話だ。

「最終同意の免除」と「事前要請」

わたしがアルツハイマー病患者のＭＡｉＤを評価するときの、現時点での方法を説明しよう。

わたしはこの病気を、診断から死までの期間が平均六〜一〇年の末期疾患と認識しているので、自分はＭＡｉＤの要件を満たしているだろうかと心配している患者に、資格はあると伝えて、まず安心してもらう。

その後、患者の状態を注意深く観察し、三〜四か月ごとに変化をチェックする。自分がＭＡｉＤを要求していることを理解できなくなりそうな認知能力低下の兆候を感じたら、その観察結果と懸念を伝え、ＭＡｉＤの日取りを決める。

そのような経過観察を行い、認知能力を失う前にＭＡｉＤを提供しようとするのは、わたしが医師として働いているオンタリオ州では、死の介助を受ける患者は、その当日に同意の意思を表明しなくてはならないとされているからだ。

†

オンタリオ州と違い、連邦法では現在、「最終同意の免除」が認められている。患者と医師がＭＡｉＤの日程を決めたら、のちに患者が認知能力を失って同意を表明できなくなっても、決めていた日（もしくはそれ以前）にＭＡｉＤの提供を受けられるというものだ。

ただし念のために付け加えておくと、そのような最終同意の免除が認められるのは、すでにトラック１でＭＡｉＤの申請要件を満たしている患者に限られる。

国の先を行くケベック州は、連邦法以上にさまざまなケースに対応できる法律や制度が整っている。二〇一五年、同州政府は「終末期ケアに関する法律」を施行した。この法律によって、州が提供する広範な終末期サービスの中に、ＭＡｉＤの提供という新たな義務が追加された。二〇一九年には州の高等裁判所がＲＦＮＤを違憲とする判決を下し、ケベック州はさらに前進した。連邦議会が法案Ｃ－７を通過させたのは、連邦法をケベック州の判決と一致させるためでもあった〔州が連邦法と矛盾する重要な司法判断を下した場合、国会が連邦法を調整し、全国的に一貫した法的枠組みを提供することが一般的〕。

さらにケベック州は、二〇二三年六月に法案11号を可決し、「事前要請《アドバンス・リクエスト》」を合法化した。大きくは報じられなかったが、わたしはこの展開に勇気づけられた。この要請は、患者がＭＡｉＤの要件を完全には満たしていない段階で提出することができ、その後、たとえ意思決定能力を失って同意を表明できなくなっても、要件を満たした時点でＭＡｉＤを受けられるというものだ。

すでにカナダ人の大多数が、事前要請の仕組みを支持しており、たとえ同意を表明する能力を失っても、あらかじめ決めた通りにＭＡｉＤが提供されるという運用を望んでいる。

それが実現すれば、多くの人が高齢化社会に対して感じている不安――コミュニティから遮断された長期療養施設で、配偶者やわが子のことさえわからなくなった状態で生き続けるという不安――が和らぐことだろう。

コロナ・パンデミック対策として行われた二〇二〇年のロックダウンによる孤立で、そのような不安がだれの目にも明らかになった。多くの患者がこう言う。「高齢者施設に放り込まれて、家族の顔さえわからない抜け殻のような状態で死ぬことだけは勘弁してほしい」。そんな淋しい最期に怯える患者を安心させてくれるのが事前要請だ。

アルツハイマー病のような治癒不可能な病気と診断された人にとって、それが何を意味するか想像してほしい。患者は家族にも理解してもらったうえで、何をもって耐え難い苦痛とするかを自分で決め、やがてその状態になったらMAiDを提供してもらえるという保証を得ることができる。しかも、たとえMAiD当日に意思決定能力を失っていたとしても、願いどおりのMAiDが提供されるために家族が動いてくれるのである。

†

当然ながら、ケベック州で可決された法案11号には安全策が織り込まれている。まず、患者は事前要請の時点で要請の内容とその結果を理解する能力を有していなくてはならない。次に、同意を表明する認知能力の喪失が予想されるという診断が下されていなくてはならない。そして、事前要請を行うことによって、認知能力を失ったのちにMAiDが行われるであろうことを認識していなくてはならない。

法案11号でＭＡｉＤの要件を一点追加したが、基本的な条件は変わっていない。変わっていないのは、重篤な疾患、病気、または障害があること。能力が不可逆的に低下し続けていること。そして、耐え難い肉体的または精神的苦痛があって、それは本人が受け入れられるいかなる手段によっても緩和できないということだ。

追加された新たな要件は、ＭＡｉＤの実施直前に、二人の独立した評価者が、事前要請に記載されているとおりの持続的な肉体的および精神的苦痛の明らかな兆候を認めなくてはならない、というものである。

†

「最終同意の免除」や「事前要請」によってＭＡｉＤのプロセスがどう変わるかを説明しよう。まず、医師または診療看護師が最初の診断を行い、予後を患者に説明する。患者は、医師と相談しながら、自分が行動や身体の面で「耐え難い苦痛」を覚えるのは何ができなくなったときかを、具体的に書き出す。

何年後になるかわからないが、そこに書かれた「耐え難い苦痛」が現実になったとき、新たに二人のＭＡｉＤ評価者が加わる。その評価者は、患者が事前に記した苦痛が実際に発生しているか観察し、その苦痛が当該疾病に由来するものであって、当該疾患の推移に関する標準的理解とも合致するか確認する。その際、二人の評価者はもちろん、患者の看護チームや家族の話をしっかり聞かなくてはならない。

患者は事前要請を行うとき、ＭＡｉＤが提供されない可能性があることも了承する必要がある。将来、予想どおりの苦痛が発生したとしても、二人の評価者が、その苦痛が永続的で、耐え難く、回復不可能であると認めなくてはならないし、苦痛以外の要件もすべて満たしていると認めなくてはならないからだ。

†

事前要請を行うとき、患者はそこに第三者を一人加えることができる。必ずしも加えなくてもかまわないが、せっかく法により認められたのだから、ぜひ加えるべきだとわたしは思う。

第三者の役割は、患者にとって耐え難い状況が生じていることに気づいたら、それを介護提供者に伝え、ＭＡｉＤのプロセスを促すことにある。患者は、その第三者が何らかの理由でその役割を果たせなくなった場合に備えて――あるいは役割を果たすことを拒否したり怠ったりした場合に備えて――第三者をさらにもう一人加えることもできる。

よって事前要請には、患者本人、患者を診てきた医師または診療看護師、そして信頼できる第三者（場合によっては、さらにもう一人の第三者）が署名し、日付を記入することになる。その署名は公証人もしくは二人の証人の立ち会いのもとで行われる。立ち会った彼らも、その要請が患者の希望を反映した正当なものであることを確認して署名する。要請は登録システム（新設が予定されている）または公証人によって保管される。

患者は、意思決定能力があるうちは、いつでも要請を取り下げたり変更したりすることができる。

やがて、その時が来たと第三者が判断したら、二人のＭＡｉＤ評価者が召集され、前述のとおり、患者が事前要請に記した基準が満たされているかどうかを確認する。その確認が終わって、はじめてＭＡｉＤが承認されることになるのである。

認知障害がある患者の場合

カナダ全体でケベック州と同様の法律が制定されたら、ＭＡｉＤを行う医師の仕事はどうなるだろう。一人のアルツハイマー病患者を想定して具体的に説明しよう。

†

この患者は自宅で暮らす高齢の男性で、認知能力の低下は中等度まで進行している。おもな介護者は妻だ。彼女自身も高齢で、それなりの健康不安を抱えているが、一日二四時間体制で付き添っている。子ども、友人、訪問ヘルパーやその他の訪問者もいて、患者に必要な介護や人とのつながりの一部を担っている。

アルツハイマー病の怖いところは、認知機能の低下は徐々に進むので、気づいたときには危機的状態になっている場合が多いことだ。何らかのアクシデントで入院し（いちばん多いのは転倒）、自宅では対応できない高度な介護が必要になることもある。

✝

そんな事態を予感した患者と家族が事前要請を提出することを決め、わたしに相談してきたとする。

わたしはまず、この病気の予後をしっかり説明する。患者は説明されなくてもわかっていると言うかもしれないが（親が同じ病気で苦しむのを見たのかもしれない）、わたしは、中等度まで進行した現在のような状態が何年も続くことがあると説明する。そして、今後は認知機能評価ツール〔認知機能、日常生活動作、神経心理状態などのテストや検査〕を使って病気の進行を継続的に測定すると伝える。

そして患者に、アルツハイマー病がもたらす、彼自身にとっての耐え難い苦しみの前兆となる、ほかの人が見てそれとわかる行動や生活上のニーズの変化を文書化してもらう。患者は妻と相談しながらそのようなリストを作成する。もちろん、わたしも加わってその内容を検討する。

リストに書くのは、こうなってしまったら同意を表明する能力が残っていなくてもMAiDを提供してほしい、という具体的な状態だ。たとえば次のような状態が書かれることになるだろう。着替えや排泄のために介助が必要になったとき。常時監視が必要になったとき。言葉の使用と理解の能力が大幅に低下したとき。感情が異常なほど激しく浮き沈みするようになったとき。外界への関心が著しく薄れたとき。生涯にわたって身につけていたスキル（たとえばピアノ演奏）を失ったとき。妻や子どもの顔や名前さえわからなくなったとき。

このように文書化しておくことで、それに当てはまる兆候が現れ、評価者が認めれば、そのとき本人が同意する能力を失っていてもＭＡｉＤが提供されることになる。

†

事前要請に当たって、この患者は信頼できる第三者として妻を指名した。息子も二人目の第三者に指名された。最終的に内容がまとまったら、関係者が署名して日付を記入する。二人の証人が署名に立ち会い、その文書が患者の事前要請であることを確認し、彼らも署名して日付を記入する。わたしはその文書を、患者の医療情報とともにファイルし、登録システムと患者の弁護士に提出する。

その後、認知能力の低下が進めば、いつかこの事前要請が効力を発揮することになる。だが現実には、それまでにさまざまなことが起こる。この患者の場合、数年後に妻が亡くなり、息子は父親を記憶障害病棟のある長期介護施設に入れた。

施設に入れられた患者はますます受動的になり、ほとんど話さなくなった。流動食しか受け付けなくなり、子どもが訪ねてもだれなのかわからない日が増えた。

息子は第三者の義務として、父の現状が、事前要請に記されている、本人にとって耐え難い苦痛に該当するかどうかを判定することになった。息子は自ら判定することもできたが、正確を期して弁護士に依頼した。弁護士が、患者の状態は事前要請に記された「耐え難いレベル」に達していると判断したので、二人のＭＡｉＤ評価者が指名された。この二人が、医学的見地から、患者の現状が永続的で耐え難い苦しみに該当すると判断すれば、ついにＭＡｉＤが提供されることになる。

✝

プロセスは以上だが、事前要請が認められている地域では、法律や倫理、医療関係者が果たすべきケアの義務、さらに社会全体の価値観をめぐって激しい議論がある。簡単に結論が出るものではないが、カナダの高齢者の多くが、事前要請を認めるＭＡｉＤという選択肢を望んでいる。実際に申請まで進む人は多くないが、選択肢が存在することは望んでいるのである。

さらに、もっとやっかいな喫緊の課題がある。それは、自宅で最期を迎えられない高齢者に、尊厳を保つことができ、総合的なケアが提供され、敬意が払われ、安全に最期を迎えられるような場所を提供することである。そのような施設は、ないわけではないが高額だ。もっと多くの人が利用できるようにするためには、市民が声を合わせて政府に要求し、それを実現させなくてはならない。

精神疾患がある患者の場合

事前要請をめぐる議論が加熱しているが、「精神疾患のみを条件とするＭＡｉＤ」をめぐる議論はそれどころではない。大炎上の可能性がある。精神疾患は社会的、歴史的、臨床的な信念や前提と複雑に絡みあっている。ケベック州議会が法案11号の対象から精神疾患を除外したのはそのためだ。

†

かつて精神疾患の患者は病院に隔離されていた。抗精神病薬が登場し、患者がコミュニティに復帰できるようになってから半世紀が経つが、精神疾患に対する社会全体の理解はいまもあいまいで、効果的な治療法についても明確なコンセンサスはない。

しかし、精神疾患に苦しむ人びとにも、他のすべてのカナダ人と等しい権利がある。診断結果が安定しないという難しさがあるとしても、身体的あるいは神経学的な障害による苦痛と異なる扱いをすることが許されるだろうか？

それを考えるときに問題になるのが「不可逆性」だ。精神疾患の場合、治療法を変えることで――まれに治療さえしなくても――軽快や治癒に至るケースがある。つまり、精神疾患は「不可逆的な疾患」というＭＡｉＤの要件を満たしていない。では、絶え間ない抑鬱に苦しむ患者がＭＡｉＤを申請してきたとき、どう評価すればいいのだろう？

わたしが知っているのは、慢性疾患がもたらす衰弱に苦しむ患者の多くが自殺を試みたことがあるという事実と、それ以上に多くの人が、人生に絶望して自殺願望を抱いているということだ。いきなりそんな思いを打ち明ける患者はいないが、「あなたはＭＡｉＤの要件を満たしている」とわたしが告げると、堰《せき》を切ったように、自分の苦しみを話し始める。そして、自分が決めた条件で、自分の価値観を損なうことなく、その苦しみを終わらせることができると知って安堵する。

では、どうすれば自殺願望と純然たるＭＡｉＤへの願いを見分けられるだろう。わたしはＭＡｉＤ申請の評価を行うとき、希死念慮の傾向も必ず観察する。今後、「精神疾患のみを条件とするＭＡｉＤ」に関する法律はいろいろ修正されると思うが、精神疾患の患者をケアする人びとは、後れを取らないよう努力する必要がある。どんなかたちに落ち着くとしても、治療記録を長期間さかのぼって成功と失敗を分析する必要があるが、それは口で言うほど簡単なことではない。

✝

本稿執筆時点での見通しでは、「精神疾患のみを条件とするＭＡｉＤ」は二〇二四年三月に全国的に効力を発することになっている（二〇二七年三月まで延期された）。それに備えて、ＭＡｉＤ評価者と提供者向けの教育が全国的に展開されている（医療介助死協会がカリキュラムを開発し、クイーンズ大学を通じて提供されている）。これにより、精神疾患を持つ患者に対する臨床ケアとサポートに関する信頼できる基準が示され、実施されることになる。患者にとっても医療従事者にとっても歓迎すべき展開だ。

だとしても道は険しく、ＭＡｉＤ提供者には、患者をケアしている医療チームのサポートが必要だ。対立や主導権争いをしている余裕はなく、力を合わせて患者に尽くさなくてはならない。患者の苦しみを和らげるために、あらゆる方法を模索する必要がある。もちろん、方法の整備が目的化して、自分が決めた条件で死にたいと願う患者を見失ってしまったら本末転倒であることは言うまでもない。

希望が持てる変化

コロナ・パンデミックで社会が封鎖されたとき、ＭＡｉＤ担当医たちのあいだでもネットの利用が拡大した。その結果、わたしは遠くに住む患者の評価もできるようになった。画面を通して、何百キロも離れた患者の家を訪問した。世界中から、高齢の親を介護している家族がZoomミーティングに参加した。多くの点で、わたしと患者は以前より簡単に、しっかりつながることができるようになった。

ＭＡｉＤの評価はオンラインで危機を凌《しの》げたが、提供のほうはそうはいかない。ゲイル〔３０４ページ〕のケースで述べたように、身体の接触が制限されているうえに、マスク、ゴーグル、手袋を着用しているせいで、患者が良い死を迎えるのを助けているというより、なにやら物騒な処置を行っているような気がした。

最期の別れに際して、敬意や感謝を伝える時間も、人生を振り返る時間も制限された。会って別れを告げることを許される人はごくわずかで、画面越しでは別れを惜しむ気持ちも伝えにくかった。身体的なふれあいは稀にしかなく、あってもほんの一瞬だった。

その後、以前の生活が戻ってきたが、ＭＡｉＤの評価では、わたしは引き続きネットの活用を続けるつもりだ。直接会うことに取って代わるわけではないが、時間とエネルギーを節約できるし、より多くの患者を診ることができる。家族にも加わってもらいやすいし、電話で声だけ聞くのとは違い、顔を見ることができるのも大きい。

副次的な効果としては、高齢者がタブレットやビデオ通話などのテクノロジーを使いこなせるようになるのも好ましい。アシュリーのときに難しかったことが、いまでは日常茶飯事になっている。

†

改善されてきたと感じるもう一つの点は、ＭＡｉＤと葬儀会社の連携だ。

患者は、都合のいい場所、居心地の良い空間、ゆったりしたスペースで最期を迎えたいと願っている。病院や施設が設けた特別な設えを気に入る人もいれば（スカボロー・グレース病院でのジョーのＭＡｉＤを思い出すと、いまでも心があたたかくなる、56ページ参照）、人間味を欠いていると感じるヨランダのような人もいる。

ＭＡｉＤの件数は今後増えていくが、どこで行われたとしても、葬儀会社が家族をサポートする態勢をさらに整え、葬儀会場への移動がスムーズに、あたたかい雰囲気で行われることを願っている。

†

もう一つ、希望が感じられる変化がある。オンタリオ州の検死局が、ＭＡｉＤを提供する医師に、患者が自らの社会的状況をどう認識しているかを問うよう求めていることだ。具体的には、患者に対し、自分を障がい者《ディスエイブルド》（用語については検討の余地がある）、先住民族（ファーストネーション、イヌイット、メティス）、あるいは何らかの民族・人種グループに属していると認識しているかをたずねることが求められている。ジェンダーについても、多様なアイデンティティの存在を前提として、本人の自覚を確認することが求められている。

ＭＡｉＤ担当医は患者に、社会的に疎外されていると感じるか、不利な状況に追いやられていると感じるか、貧困に苦しんでいるかをたずね、それに対してどんな支援がいつから提供されているかをたずねて文書に記録する。

このデータ収集の目的は、医療や福祉の現状と配分上の格差を特定し、恵まれない人、疎外されている人、差別を受けている人により良いケアを提供することにある。これにより、やがてカナダの全市民が先住民族に敬意を払い、疎外されてきた人びとの現状を認識するための文化的潮流さえ生み出すかもしれない。

もちろん、記録するだけでは意味がない。リソースの配分を見直し、だれもができる限り最善の生活を送れるよう社会を変えていかなくてはならない。カナダという国は国土は広いが人口は少ない。不利な面も多いが、このような社会変革はこの国が世界をリードできる方法の一つだ。

これからの医師に望むこと

最後に、医師をはじめ医療に従事するすべての人にお願いしたいことがある。それは、いまあなたが患者に提供しているケアの自然な延長線上で、医療介助死というものを考えてほしいということだ。

わたしたちがＭＡｉＤの提供を始めたころは、その方法を学ぶためのプログラムも教材もなかったため、手探りで進まなければならなかった。法規制と患者の願いに折りあいをつける実務的基準を開発するために、独学で専門家になる必要があった。だが、そうした作業の多くはすでに完了しているので、これからＭＡｉＤを始める医師は、新たな専門分野を極めるまでもなく、良い死を望む患者を介助することができる。

ＭＡｉＤ学習のためのプログラムとして、医療介助死協会はさまざまな地域と分野の

ＭＡｉＤ専門家が共同で開発したカリキュラムをスタートさせた。この協会は会員を指導し、親身に相談に乗り、困ったことがあれば労を惜しまず支援してくれることは、何度でも繰り返し伝えておきたい。

新しい法律によってＭＡｉＤ申請の要件が緩和されると、医師はますます複雑な問題に直面することになる。仲間うちの会話でも、それを感じることが増えた。彼らは高い理想を持ち、思慮深く、思いやりがあり、知識や能力を惜しみなく分かちあう人たちだ。自分がその一員であることを誇りに思う。しかし、わたしたちだけでＭＡｉＤのニーズを満たすことはできない。医療にたずさわる全員の協力が必要なのだ。

すでに述べたが、わたしがＭＡｉＤを提供した人は、もともとわたしの患者だったわけではなく、ほとんどがだれかからの紹介だ。口コミ、他の医師からの相談、家族からの電話、あるいは準州のＭＡｉＤサイトからリクエストを送ってきたジュリー・キャンベルのようなケースもある〔83ページ参照〕。最初の五年間でＭＡｉＤを提供した患者のうち、それ以前からホームドクターとして診てきた患者は三人だけで、アイリーン〔第3章〕が最初だった。

ＭＡｉＤの提供が医師の日常になることはないが、すべてのホームドクターがそれを行うようになれば、特定の医師だけが多くの件数をこなす必要はなくなる。

ここ数年、オンラインで過ごす時間が格段に増え、わたしの生涯学習の範囲は爆発的に広がっている。広げざるを得ない、と言うべきかもしれない。分子生物学、遺伝子治療、ロボット工学、ＡＩ技術の進歩などによって、新しい治療法や治療薬が生まれているからだ。パーキンソン病、多発性硬化症、ＡＬＳ（筋萎縮性側索硬化症）、認知症などの治療法からも目が離せない。一〇年前には考えられなかったことが進行している。うつ病、ＰＴＳＤ（心的外傷後ストレス障害）、その他多くのメンタルヘルスについても、新たな知見を見逃すことはできない。必要なときに必要な学びを得ることは、わたしの仕事の核心であり、今後すべての医師にとって必要な条件となるだろう。

若い医師たちは今後、病気の進行や加齢による衰えを克服するためのさまざまなツールを手にすることになるだろう。それがどんなものか、わたしには想像もつかない。だが、どんな手段が登場したとしても、患者の苦しみに心から耳を傾け、理解する必要があることに変わりはない。

高齢化社会では、生活の質（ＱＯＬ）を置き去りにした長寿が、多くのＭＡｉＤ要請の背景にある。それがＭＡｉＤに法の網がかけられた理由であり、わたしがＭＡｉＤの提供医になった理由であり、生活の質をともなう長寿を実現するためにこの国が全力を尽くさなければならない理由だ。

医療や生活の質がどんなに変わっても、ＭＡｉＤの提供には、それ以外の医療行為と同列には論じられない特有の重荷がともなう。なんといっても、患者を死なせたいと思う医者はいないのだから。

「ゆりかごから墓場までのケア」というわたしの理想は、もう時代遅れなのだろうか。人びとは昔よりはるかに長く生きるようになり、死期が近づくころにはホームドクターのほうが引退している。患者のケアは分野別にサイロ化され、ホームドクターは締め出されがちだ。社会の流動化とともに転居も増え、人びとはいつまでも同じホームドクターのそばにいない。もっとも、その結果、ＭＡｉＤを提供するうえで適度な心理的距離での思いやりが生まれるなら、医師にとっても患者にとっても必ずしも悪いことではないのかもしれないが。

たとえ多くの医師が仲間に加わってくれなくても――わたしがこの七年間でリクルートに成功したのは三人だけだ――参加してくれる人は必ずいると信じたい。信念と情熱を持って責任を遂行する診療看護師たち。患者の状態に合わせて方針を変える緩和ケアの医師たち。彼ら彼女らの献身的な働きぶりを見るにつけ、日々増大する重荷を受けとめることは不可能ではないという思いを強くする。人数は決して十分ではない。だからこそ、貴重な奉仕を続けるために全員が手をたずさえる必要がある。

耐え難い苦しみからの解放。尊厳ある安らかな死。患者の人生と価値観への敬意。恩寵の瞬間。それをすべての医療関係者が望んでいる。それを提供できる仕事に就いていることを光栄に思う。

謝辞

最高裁の判決は、さまざまな経路をたどって国民の暮らしに影響を与える。二〇一五年、最高裁が九対〇の全員一致で刑法の改正を求め、医師の介助によって死ぬ権利を国民に認めたとき、その影響はただちにわたしにおよんだ。

この判決は、わたしが医療に取り組む方向を変えた。医師は患者が苦しむことなく尊厳ある死を迎えることを望むべきである、というわたしの信念が、法の裏づけを得たのだ。わたしは自分の信念に沿う医療を実践できることになった。

✝

もしヨランダ・マーティンズと出会わず、肺移植後のがんとの闘いを彼女とともに歩んでいなかったら、この本が書かれることはなかっただろう。尊厳ある死を遂げたいという彼女の切なる願いが、本書の執筆を後押しした。ヨランダがほかの患者と違っていたのは、がん治療と緩和ケアをＱＯＬ（生活の質）と死の迎え方という観点から研究する、先駆的な取り組みに従事していたという点だ。

共著者であるジョハンナ・シュネラーは、早い段階から本書のプロジェクトに加わってくれた。そのおかげで、故人のプライバシーに配慮しながら、読者の関心に応える広がりと深さのある物語を紡ぐことができた。彼女がヨランダをインタビューしたことがきっかけで、医療介助死の中心にいる、さまざまな患者のストーリーを伝えるという発想が生まれた。

ジョハンナとわたしは、患者の家族に連絡を取り、彼らの話をこの本に書くことの許可を求めた。わたしたちの願いは、故人と家族に敬意を表し、その貴重な体験を紹介することによって、医療介助死についての正しい理解を読者に提供することだった。彼らは勇気をもって、わたしたちの求めに応じてくれた。彼らが本書のために捧げてくれた貴重な時間と、オープンに語ってくれた寛大さに心から感謝する。この本が、彼らが愛した人の記憶を傷つけていないことを願っている。

わたしはこの本を書くことで、勇敢に死ぬということについての確信とためらい、熱意を、あらためて認識することができた。

†

MAiD（医療介助死）を提供する仕事をしたいという素朴な願いが生まれてから、その方法を学ぶまで、たくさんのメンターや教師に助けてもらった。ジェフ・マイヤーズ医師は、しばしば目標を見失いそうになるわたしを助け、緩和ケアの世界に案内してくれた。

彼がわたしを信じ、つねにサポートしてくれたおかげで、それまで想像もできなかった世界を身をもって体験することができた。MAiDの方法については、カナダにはMAiDの医師がいなかったので独学で習得するしかなかった。

そのほかにも、さまざまな分野の多くの医師がわたしを導いてくれた。アーネル・バギオ、サンドラ・ブラック、サンディ・ブックマン、アンドレア・フロリック、デイビッド・ケンダル、デニース・マーシャル、そしてケビン・リアルに変わらぬ敬意を捧げる。経験と思いを共有するMAiD担当医は多く、その名前をすべてここに記すことはできないが、同じ方向をめざす彼らと交わす会話やユーモアが、困難の多いこの仕事の重圧を和らげてくれている。

MAiDにたずさわる医師が職務を果たせるのは、看護師、ケアコーディネーター、薬剤師のサポートがあるからだ。患者のもとに向かう車の中で、難しい問題とその解決策について何時間も話しあった診療看護師のジュリー・キャンベルに心から感謝する。看護師のユーリ・ザカライアは、ヨランダのMAiD当日もわたしを窮地から救ってくれた。困ったとき、どこからともなく現れて救いの手を差し伸べてくれる頼もしい存在だ。

医療介助死協会（CAMAP）がなければ、カナダのMAiDは混乱し続けただろう。この協会はMAiDの評価者と提供者をサポートし、連帯感と専門知識を提供するオンラインの草の根組織だ。二〇一六年という早い時期に設立され、法改正の動きを牽引して法案C－7を成立させた。今後も医療介助死にとってなくてはならない貴重な存在であり続けるに違いない。

✝

最後に、夫のボブ・ラムゼイに永遠の感謝を捧げる。ボブは自身も書き続ける日々を送り、価値観や信念を表現し続けている。わたしが書いたものの最初の読者であり、善意にあふれる手強い批評家だ。彼が嫌う「医者特有の話し方」を平易な言葉で表現するのは簡単ではなかったが、それを心がけたことで、少しは読者の心に響く人間の物語が書けたのではないかと思う。夫の助けがなければ、この本がこのようなかたちで生まれることはなかっただろう。

子どもたちは、死の介助を行う医師になるという決断も、この本を書くことも、終始一貫して支持してくれた。いまでは遠い昔だが、買い物帰りの運転中に緊急電話がかかってきたとき、いちばん下の子が言ってくれたことは、いまもわたしの支えになっている。「しょっちゅう電話がかかってくる理由がわかったよ。頼りにされてるんだね」

ジーン・マーモレオ

訳者あとがき

カナダでは二〇一六年に、医師が死を望む末期患者に手を貸すことが合法になりました。本書は、その最初期から医療介助死に携わってきた女性医師と、彼女が死の介助を行った患者たちのストーリーです。

ホームドクターである著者ジーン・マーモレオの理想は、患者が息を引き取るときまで寄り添う医療でした。ところが、専門別に細分化された今日の医療では、病状が深刻になると患者は彼女の手を離れ、大病院や長期療養施設に移されてしまいます。それを憂慮していた著者は、理想を実現するために、「安楽死の医師」になることを選んだのでした。

真に患者に寄り添う死の介助を行うには緩和ケアを知る必要があると考えた著者は、独自の学習計画を立て、すぐれた緩和ケアが行われている現場に弟子入りして学びました。貪欲なまでの学習意欲、患者に徹底的に寄り添う献身、良い死を提供するための妥協なき実行力には目を見張らされます。信念をもって選んだ道ですが、人の命を奪うことについて迷いがないわけがありません。失敗もあれば、重圧につぶれそうになることもありますが、そんな体験も心の内も包み隠さず語っています。

医療者が患者の死を介助する制度は現在、カナダを含めて世界一二か国以上に存在します。名称は国によって異なりますが、カナダでは「Medical Assistance in Dying; MAiD」（死に際しての医療的介助）です。本書では、頻出する頭字語の「ＭＡｉＤ」をそのまま使い、各章初出時に「医療介助死」の訳語を添えました。

カナダは国土面積世界第二位（日本の二七倍）、人口は四五〇〇万（日本の三分の一）という、自然豊かな大国です。全人口の九〇％がアメリカと国境を接する南部に住み、広い国土の九〇％には人がまばらにしか住んでいません。

本書の主要な舞台であるトロントはカナダ南部、オンタリオ湖の北西岸にある大都市です（人口二九〇万人、広域都市圏人口六三〇万人）。医療先進都市でもあって、本書に登場する医療機関のなかには国際的に高く評価されているものが少なくありません。

カナダの医療制度は「ユニバーサル・ヘルスケア」として知られる公的な仕組みが特徴で、国民全員が入院を含む医療サービスを無料で受けることができます（薬の費用と歯科・眼科治療を除く）。ＭＡｉＤも医療行為ですから基本的に無料です。

高齢者施設への入居は個人負担ですが、そこで受ける医療行為は無料です。ホスピスケアはほぼ無料。在宅ケアの場合、訪問看護師による医療サービスは無料、訪問ヘルパーによる日常生活の支援は個人負担となっているようです。個人負担の場合でも条件によって一定の補助があります。このような医療制度は国民の多くから支持を受け、国民統合の象徴とさえ言われています。

しかし本書を読めばわかるように、地域格差や所得格差がありますし、置き去りにされている人びとも少なからず存在します。人口の高齢化も深刻です。本書には、日本で医療介助死が始まれば必ず問題になるであろうことが多く取り上げられています。

日本では医療者が患者の死に手を貸す積極的安楽死は認められていませんが、その必要を訴える声は高まっています。しかし、医療費削減という意図で取り組むなら医療介助死は醜いものになります。生きたいと望む人が死を急がされるようなことがあってはなりません。患者の権利と意思が尊重され、緩和ケアとも協力して行う終末期医療が整ったとき、だれもが望む「良い死」が実現するのではないでしょうか。

MAiDの法的変遷をたどること自体は本書の主眼ではありませんが、頭に入れておいたほうが、問題を理解しやすくなると思うので、大きな流れを整理しておきましょう。

まず二〇一五年二月に、医師が死を願う患者に死の介助をすることを罪に問う現行刑法を最高裁が違憲と認定しました。同時に、医療行政を担う各州に対し、その決定と整合する医療関連制度と臨床上のガイドラインを整えることが求められました。

その最高裁判決を受け、準備も整った二〇一六年六月に、MAiDの要件や実施方法を定めた法律が施行になりました（法案C‐14）。このとき、カナダにおいてMAiDが合法化された、ということになります。

次いで二〇二一年三月、MAiDの要件が緩和される法が可決されました（法案C‐7）。ただし、そこに含まれていた「精神疾患のみを理由とするMAiD」については懸念の声が大きく、適用開始までに二年後の準備期間が設けられました。しかし、その後も議論がまとまらないまま、適用開始は二度の延期を繰り返し、現時点では二七年三月からの予定になっています。著者も論じているとおり、この問題の難しさがわかります。

MAiDの主人公は患者でなくてはならないと考える著者にとって、この本の主人公も患者でなくてはなりません。著者がMAiDを提供した七人――ヨランダ、ジョー、アイリーン、アシュリー、シーラ、ソー、トム――の人生が陰影豊かに綴られていることが、本書の大きな魅力です。そもそも著者がこの本を書くことになったのは、ヨランダから「わたしの人生を、あなたがみんなに伝えて」と頼まれたからでした。最期まで患者に寄り添うという信条の結実がこの本なのです。

著者は「MAiDの提供を始めたとき、わたしは、死ぬ準備ができた人に寄り添うハープ奏者になった自分を思い浮かべていたが、生き続けたいと願う人の声を伝えるメガホンにもなる必要があることを知った」（38ページ）と書いています。本書からは確かに、逝く人を静かに見送るハープの音色と、医療の改善を訴えるメガホンの力強い声が聞こえてきます。

ネット上のインタビュー動画を見ると、大らかに笑うジーン・マーモレオ医師の飾り気のない人柄が伝わってきます。緩和ケアの独習計画に突き進んでいったとき、すでに七〇歳を超えていたという事実に驚かされます。それを支えたのが強靱な体力で、ボストンマラソンに九回出場、なんと女子の年齢別クラスで八回優勝しているというのも驚きです（二〇一九年は四時間一八分のタイムで七五～七九歳の部門で一位）。

本書の底本は、二〇二二年秋にカナダで出版された *The Last Doctor: Lessons in Living from the Front Lines of Medical Assistance in Dying* ですが、二四年二月に著者から届いた大幅な差し換えアップデート原稿を反映しています。共著者に人物ものを得意とするジョハンナ・シュネラーを得たことも、本書が成功を収めた要因でしょう。

力強い推薦のことばで本書への共感を表明してくださった久坂部羊先生、意義深い本の翻訳の機会を与えてくださった大和書房の白井麻紀子さんに感謝します。

訳者

ヒポクラテスの誓い……62, 206
ヒューマニズム……290, 294
「フィックス・ユー」……273
「フォーエバー・ヤング」……12
「ブラックホーク・ダウン」……90, 100
ブリティッシュ・コロンビア自由人権協会……157
フリンダース大学……213
プレドニン……211
プロポフォール……41, 56, 274-75
ペインクリニック……176
ベネルクス三国……280
ベルギー……280
ホイール・トランス……219
法案11号(ケベック州)……334-36, 342
法案C-14……31, 148, 151, 160
法案C-7
……53, 152, 280-82, 286, 290, 329, 331, 334
放射線療法……62
ホームドクター
……19-21, 23-25, 27, 35, 107, 159, 231, 319, 350
――によるMAiD
……30, 65, 71, 73-74, 150, 229, 238, 348
訪問看護師……33-35, 115, 120
訪問ヘルパー
……92, 184, 200-202, 204, 206, 293, 315, 338
保健・長期介護省(オンタリオ州)……82
ホスピス……21, 23-24, 155-56, 259
ホスピタル・フォー・シック・チルドレン……85
『ホモ・デウス』……289
ボランティア……108, 111-12, 293, 322, 332

[ま]
『マイ・ストーリー』……218
マウント・サイナイ病院……30-31, 40, 59
マクナリーハウス・ホスピス……106-112, 120-22
マクマスター大学……114, 117-18
マクマスター大学医療センター……88, 96
「また会いましょう」……253
マリファナ……57, 141, 190,193
麻薬……29, 148, 193
慢性疲労症候群……196
ミダゾラム……41, 59-60, 203, 274
メイク・ア・ウィッシュ財団……86
メモリアル・スローン・ケタリング
がんセンター……130
免疫抑制剤……210-11
メンタルヘルス・ケア……288, 316, 331
モルソン・インディ……86
モルヒネ……34, 183-84, 189-90, 297
モントリオール認知評価……132, 156

[や]
「野生の雁」……255
予後……22, 96, 153, 336, 339
余命……22, 72, 110, 155-56, 311

[ら]
リドカイン……41, 274
リビングウィル……69, 282
「利用可能な」……288, 316, 331
臨床倫理委員会……97, 171
リンパ管筋脂肪腫症……209 →LAM
倫理……29, 30, 47, 322-23, 341
倫理学者……164, 237, 321
ルー・ゲーリッグ病……44
「ルート66」……274
ルクセンブルク……280
レッド・ツェッペリン……203
ロクロニウム……41, 275
ロラゼパム……93, 100

[わ]
「ワンス・アンド・フォーエバー」……90

神経因性疼痛 176
身体の完全性 158
シンプル・マインズ 273
診療看護師 82, 183, 195, 262, 331, 336-37, 350
検死官補助 167, 204, 232-33, 306
スイス 17, 66, 148
スカボロー・グレース病院
45, 47-48, 50-51, 55, 345
「好きにならずにいられない」 205
スコーピオンズ 101
ストラトフォード・フェスティバル 138
「すばらしき世界」 253
スピリチュアル・カウンセラー 269
スピリチュアル・サポート 15
生活の質 21-22, 142, 305, 349-50
聖職者 15, 290, 301
精神疾患のみを条件とするMAiD
289, 313, 320, 342, 343
生命予後 110
製薬会社 197-98
脊髄空洞症 177, 180
セレブレックス 28
線維筋痛症 179
葬儀会社 161, 203, 235, 271, 277, 345-46
臓器提供 15, 48, 258, 262-63, 298
創傷ケア 184
ソーシャルワーカー 30, 57, 164, 269, 331

[た]

大麻 90, 184
タイレノール 198
『正しいことをするのが不可能なとき』 307
ダナ・ファーバーがん研究所 216
単一光子放射断層撮影 132
長期療養施設 20, 232, 335
直接ケア 291
治療抵抗性 73
治療抵抗性うつ病 320
鎮痛剤 183-84, 198, 200, 203, 297, 315
天国 51, 270
「天国への階段」 203
転倒 20, 70, 73, 170, 292, 339
同意とその能力に関する
判定ツール(オンタリオ州) 139
疼痛管理 194, 197-98, 282, 297, 303, 314
疼痛管理チーム
(トロント・リハビリテーション研究所)
189-90, 192-93, 195-96, 199
トラウマ性ストレス障害 245
トラック1 282-83, 287, 300, 334
トラック2 287-89, 293, 295-96, 298,
300, 316, 322-23, 330-31
トランスジェンダー 87, 89
トロント・ウェスタン病院 188, 192
トロント総合病院 15, 218, 262
トロント大学 11, 23, 118-19, 208, 212
トロント大学ヘルス・ネットワーク →UHN

[な]

ナイアガラ・ウェスト緩和ケアチーム
107-08, 110-11, 120
ナビロン 184
二分脊椎 178
乳がんクリニック 27, 29, 105
認知機能
84, 125, 132-37, 139, 243, 281, 286, 339
認知機能評価ツール 339
認知症 19, 125-26, 133, 281, 349
寝たきり状態 81, 110-11, 120-21, 168

[は]

バーチモント病院 →スカボロー・グレース病院
ハイリスク医療 240, 308
バックパック 246-52, 254, 270, 305
ハミルトン健康科学センター 107, 237
ヒーリングセンター 320
ピッツバーグ大学メディカルセンター 217

ガバペンチン 183, 193
がん 22, 28, 110, 281, 311
患者 30, 40, 74, 252-53, 263, 272, 283, 341
――がMAIDを望む理由 22, 66, 121, 177, 232, 292
――が周囲の人に望むこと 264
――のアイデンティティ 216, 308
――の葛藤と決断 66, 150, 168, 222, 228
緩和ケア 21-29, 31-32, 34, 66, 105-12, 122, 158, 316, 318, 331
――とMAID 25, 38, 120, 122, 302-03, 311, 331
緩和ケア行動スケール(PPS) 22, 110, 155, 166
希死念慮 305, 343
救世軍 47
共感疲労 241
キリスト教 47, 302
筋萎縮性側索硬化症 →ALS
くも膜炎 177, 180
クラーク精神医学研究所 117
グリーフ・カウンセラー 107
「軍艦ピナフォア」 138
ケアコーディネーター 164
ケアマネージャー 107, 109
ケタミン 297-98
ケベック州 53, 142, 334-35, 338, 342
煙の儀式 319
検死官 52, 102, 166-68, 203-04, 231-33, 235, 273, 277-78, 306
検死局(オンタリオ州) 346
ケンジントン・ホスピス 258, 262
権利と自由に関するカナダ憲章 18, 157, 280
抗うつ薬 73, 149, 183-84, 196, 297
抗炎症薬 28
抗がん剤 211
公証人 337-38
高齢化社会 25, 122, 125, 288, 334, 349
高齢者医療 37
高齢者施設 152, 169, 293, 302
『高齢者を見捨ててはならない』 236
コールドプレイ 273
国立衛生研究所 215
コデイン 297
コミュニティ・サービス 316, 331
コロナ・パンデミック 33, 122, 191, 252, 254,283-84, 288, 291, 293, 299, 304-07, 332, 335, 344

[さ]

サイケデリック療法 320
最終同意の放棄 283, 286-87, 311, 314
細胞障害性Tリンパ球 211
サウスレイク地域健康センター 104-05
サニーブルック健康科学センター 23, 27, 48, 105, 154
ジェンダー 89, 346
死後の世界 51, 269-70
自殺 45, 89, 133, 149-50, 184, 239, 343
自死 45, 50, 58, 92, 94, 133, 144, 149-50, 260
自然死 74, 94, 165, 186, 239, 282, 301, 329 →RFND条項
事前要請 142, 313, 334-42
シック・キッズ 85, 88
失語症 126, 135
「死なせる」 39, 79, 238
死ぬ権利協会世界連盟 160
宗教 29, 290
宗教家 332
終末期医療 22-23, 120
終末期ケア 20-22, 25, 32, 36-37, 71, 121, 156
終末期ケアに関する法律(ケベック州) 334
障がい者支援 288, 316, 318, 331
ジョージアン・カレッジ 87, 89
初期診療医 164
植物状態 81, 94, 96
食物新奇性恐怖 213, 267
女子大学病院 30, 69, 97, 171-72, 188-89, 244, 258, 260-61

——と緩和ケア 25, 31, 38, 120, 195, 337
——の効果, 150, 301
10日の猶予期間 51, 170, 191, 282
90日の猶予(トラック2) 288, 300
持続可能な— 229, 236, 240
要件評価 37, 75, 82, 167, 191, 199, 233, 336-38, 340
四要件 52, 84, 151-52, 165, 280, 336
MAiD担当医 21, 82, 347-51
——の葛藤 206-07, 228-30, 238-42, 304, 306-09
——の仕事, 義務 316, 330-31, 346
医師間の協力 302, 317, 332, 348
患者の話を聞く 123, 129, 319, 324-25
MoCA(モントリオール認知評価) 132, 156
PPS →緩和ケア行動スケール
PTSD(心的外傷後ストレス障害) 349
QOL →生活の質
RFND条項(自然死が合理的に予見されること) 52-53, 82-83, 96, 134, 148, 152, 157-58, 160, 166, 169, 280-81, 287, 330, 334
SPECT 132
UHN(トロント大学ヘルス・ネットワーク) 223-24, 257-58, 260, 268

[あ]

明らかな死の兆候 281
悪液質 168
アドビル 198
アミトリプチリン 196
アルツハイマー病 32, 126, 134-36
MAID手順 334, 336, 339-40
自然死までの年数 281
安楽死社会 292
依存症・精神保健センター 117
医療 37, 120-21, 198, 319, 331, 346
——の専門化 20, 187, 195, 326
——の地域格差 298, 316-17, 336
MAIDによる——の変化 17, 21-22
医療介助死 →MAiD
医療介助死協会(CAMAP)
医療モラル検討 289, 304, 321
ガイドライン策定 164-66, 281
カリキュラム開発 343, 348
研究, 推進, サポート 225, 227, 242, 332
設立の経緯 160-64
インスリン・ショック 48-49
「ウィンド・オブ・チェンジ」 101
ウェスタン・オンタリオ大学 119
ウェスト・リンカーン記念病院 107
うつ 48, 221, 305, 320, 349
『永遠の王』 107
エイズ 25-26, 69, 321
老い 226, 288, 290, 293, 323, 332
オードリー修正条項 287
「オールウェイズ・ルック・オン・ザ・ブライト・サイド・オブ・ライフ」 60
オピオイド 183, 189, 197-98, 282, 297
オランダ 39, 66, 238, 280
「俺のことを忘れないでくれ」 273
オンタリオ州 115, 139, 167, 291, 318, 333, 346

[か]

カーター対カナダ裁判 17, 148
「カーマは気まぐれ」 12
介護 37, 44, 110-11, 120, 291-93, 303, 338
家族の——負担 35, 110-11, 156
介護施設 20, 31-33, 122, 141-42, 288, 291-92, 332, 340
介護ヘルパー 33, 297
カウンセリング 316, 331
化学療法 62, 72-73, 211, 305
カトリック 58, 170-71, 212, 260, 269, 302, 313
カナダMAID評価・提供者協会(CAMAP) 163 →医療介助死協会
カナダ医療法務支援協会 53
カナダ尊厳死協会 69, 71
カナダ・ホームドクター協会 159

索引

［人名］

アームストロング, ルイ……253
アイリーン……65-80, 348
アシュリー……81-103, 166, 237, 330, 345
アレックス……93, 95, 103
イーニッド……293-95
ウィリー・ネルソン……181
エドラリン, R., J.……262-63, 268
オコネル, エミリー……34-37
オバマ, ミシェル……218
オリバー, メアリー……255
ガーランド, ジュディ……75
キャンベル, ジュリー……83, 95, 233, 348
グリーン, ステファニー……160, 163
クリステン……269
ケンダル, デイビッド……31-33
コーエン, レナード……252
ゴードン……283-86
シーラ……125-43, 156, 243, 286
ジェームズ……263
ジェーン……200, 204-05
ジュヴェット医師……263
ジョー……43-64, 301-02, 345
ソー（ソーベン・ジェンセン）……144-73, 174, 303, 323, 330
タルノフスキー……96
チェン, ハワード……105
テスマン, リサ……307
テッド……39-42, 46, 63
トム……174-207, 234, 293, 301, 315, 323, 330
パーカー, オードリー……287
バースキー, スティーブン……46, 48-49, 51, 53-56, 59
パイソン, モンティ……60
バウアー, パム……60
パティ……13, 208, 213, 218, 258, 262-63
ハラリ, ユヴァル・ノア……289, 294
ピカール, アンドレ……236
ブックマン, サンディ……31, 33-34, 39-41
ブラック, サンドラ……135-37, 140, 142-143
フラナリー……197
プリングル, ドロシー……116-17
フロリック, アンドレア……96, 237-38, 240-41, 243, 246-47, 250-251, 254, 308, 330
ホーキング, スティーブン……47
ホシュヌード, ナージェス……39-40
ホワイト, T., H.,……107
マーシャル, デニース……107, 112, 120
マイヤーズ, ジェフ……23-29
マリア……101
ミネリ, ライザ……76
モリソン, ローリー……227, 242
ユーリ（ユーリ・ザカライア）……14, 270-72, 274-75
ユング, チェルシー……183, 187, 189-91, 193-95, 197
ヨランダ（ヨランダ・マーティンズ）……11-16, 166, 208-224, 257-78, 290, 312, 330, 346
リー, マデリン……260, 262
リール, ケビン……321-22
リン, デイム・ヴェラ……253

［数字・アルファベット］

「13ウォーリアーズ」……90
ALS（筋萎縮性側索硬化症）……44, 46, 48, 349
Bリンパ球……211
CAMAP……164　→医療介助死協会
EBウイルス……211
HIV（ヒト免疫不全ウイルス）……26
IDEA行動規範……322-23
LAM（リンパ管筋脂肪腫症）……209-11, 213, 215-16, 224
LGBTQ2S+……89
MAiD（医療介助死）……14, 39, 66, 79, 230

●著者

ジーン・マーモレオ Jean Marmoreo

医師、ライター、活動家、アスリート、冒険家。終末期医療の専門家。二〇一六年にカナダでＭＡｉＤ（医療介助死）が合法化されたのち、最初にＭＡｉＤを提供した医師の一人。『グローブ・アンド・メール』および『ナショナル・ポスト』の定期コラムニスト。著書に『ニュー・ミドルエイジ』（*The New Middle Ages*: Women in Midlife）がある。

ジョハンナ・シュネラー Johanna Schneller

ヒューマン・ヒストリーの分野を中心に活躍するフリーランス・ジャーナリスト。『ヴァニティ・フェア』、『インスタイル』、『プレミア』、『モア』、『レディーズ・ホーム・ジャーナル』など有力誌の特集記事を執筆。共著書に、トロント市長として勇名を馳せた政治家の実像と転落を活写した『アンコントローラブル』（*Uncontrollable*）（マーク・トウィーとの共著）、性別移行を果たした女性アスリートの苦闘と勝利を綴った『ウーマン・イナフ』（*Woman Enough*）（クリステン・ウォーリーとの共著）がある。

●訳者

御立英史（みたち・えいじ）

翻訳者。訳書に、スコット・ハーショヴィッツ『父が息子に語る壮大かつ圧倒的に面白い哲学の書』、ヨハン・ガルトゥング『日本人のための平和論』（いずれもダイヤモンド社）、ブライアン・カプラン『国境を開こう！　移民の倫理と経済学』（あけび書房）、ロナルド・J・サイダー『聖書の経済学』『イエスは戦争について何を教えたか』（いずれもあおぞら書房）などがある。

安《あん》楽《らく》死《し》の医《い》師《し》

自《みずか》ら「死《し》」を選《えら》んだ患者《かんじゃ》と家族《かぞく》に起《お》きたこと

二〇二五年一月三〇日　第一刷発行

著者　ジーン・マーモレオ
　　　ジョハンナ・シュネラー
訳者　御立英史《みたちえいじ》
発行者　佐藤靖
発行所　大和《だいわ》書房
　　　東京都文京区関口一－三三－四
　　　電話　〇三－三二〇三－四五一一
装丁　木庭貴信＋角倉織音（オクターヴ）
カバー写真　Kateryna Kutsevol
校正　円水社
本文印刷所　厚徳社
カバー印刷所　歩プロセス
製本所　小泉製本

ISBN978-4-479-39443-3

http://www.daiwashobo.co.jp